Low Carb für Berufstätige

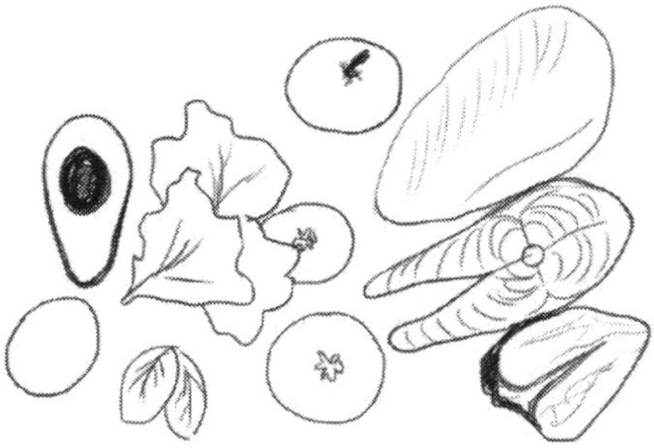

160 gesunde & schnelle

Low Carb Rezepte zum Abnehmen

mit Nährwertangaben & 30 Tage Ernährungsplan

(inkl. Tipps zur Low Carb Diät)

Alexandra L. Thal, Kitchen Insider

Low Carb für Berufstätige

ISBN: 9798499871225

1. Auflage 2021

Einleitung – Langfristig gesund leben

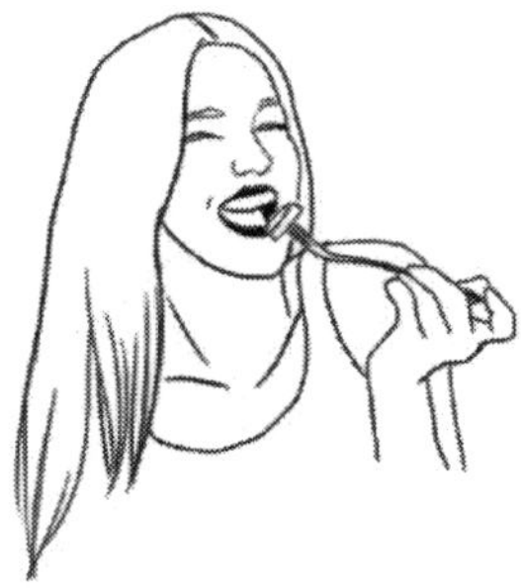

Das Thema Ernährung spielt in unserer Gesellschaft eine immer wichtigere Rolle. Dies liegt vor allem daran, dass abwechslungsreiches Essen die Basis für ein gesundes Leben darstellt. Dabei tauchen immer wieder neue Formen der Ernährung und spezielle Trends auf. Vor allem im Bereich der Diäten existieren zahlreiche Ansätze, die Erfolg versprechen, wobei die Low-Carb-Methode zu den bekanntesten zählt und vielen Menschen zumindest durch ihren Namen geläufig sein dürfte.

Wie jede andere Diät soll auch das Konzept von Low Carb dabei helfen, in kurzer Zeit möglichst viel Gewicht zu verlieren. Tatsächlich kann es aber nicht nur dazu dienen, dieses kurzfristige Ziel zu erreichen. Eine Low-Carb-Ernährung ist auch auf Dauer empfehlenswert. Sie hat laut Wissenschaftlern positive Auswirkungen auf den Stoffwechsel und ist gesund für den gesamten Körper.

Auch mehrere Studien bestätigen den Erfolg einer längerfristigen Low-Carb-Ernährung. Für einen speziellen Versuch wurden 148 Erwachsene ausgewählt, von denen einige ein Jahr lang kohlenhydratarme Speisen zu sich nahmen und die anderen teilfettarme Speisen nach der Low-Fat-Methode. Nach dem Ablauf des Jahres machten die Wissenschaftler erstaunliche Entdeckungen. In der Low-Carb-Gruppe war der Gewichtsverlust höher, zudem war besonders das Verhältnis von Körperfett zu Muskelmasse der Probanden in dieser Gruppe wesentlich besser als zu Beginn.

Gerade für Berufstätige ist die Low-Carb-Methode eine Chance umzudenken, die Ernährung langfristig umzustellen und dadurch gesünder zu leben. Sie waren bestimmt selbst schon öfter in einer Situation, in der Sie ein Gericht aus der Kantine oder eine andere ungesunde Speise aus Zeitmangel bevorzugt haben. Da dies auf Dauer nachteilig ist, lohnt es sich wirklich, etwas Neues auszuprobieren und mehr darauf zu achten, was Sie essen. Sie werden sich dadurch garantiert viel besser fühlen!

Aber keine Angst, eine ausgewogene Ernährung ist nicht unbedingt mit mehr Aufwand verbunden. Die Rezepte in diesem Buch sind sehr einfach und vor allem schnell umzusetzen und lassen sich gut in den Berufsalltag integrieren. Außerdem soll es in diesem Buch nicht um eine strenge Diät mit strikten Regeln gehen, sondern um eine Umstellung der Ernährung auf lange Sicht. Das Ziel ist es auch, dass Sie Freude an der Auswahl der Lebensmittel haben. Da die Low-Carb-Ernährung vor allem den Verzehr von frischen Lebensmitteln vorsieht, die nicht verarbeitet sind, können Sie viel selbst kochen und sich in der Küche ausprobieren.

Sie werden in Zukunft insbesondere viel Gemüse und Obst zu sich nehmen, da beides reichlich Vitamine und Ballaststoffe enthält. In den folgenden Kapiteln werden Sie erfahren, welche Lebensmittel ansonsten für die Low-Carb-Ernährung geeignet sind. Für diese Lebensmittel lernen Sie im Hauptteil ganz unterschiedliche Rezepte kennen, die Sie einfach nachmachen und beliebig variieren können.

Guten Appetit!

INHALT

Desserts 91

Salate 99

Suppen 107

Was ist eigentlich Low Carb?

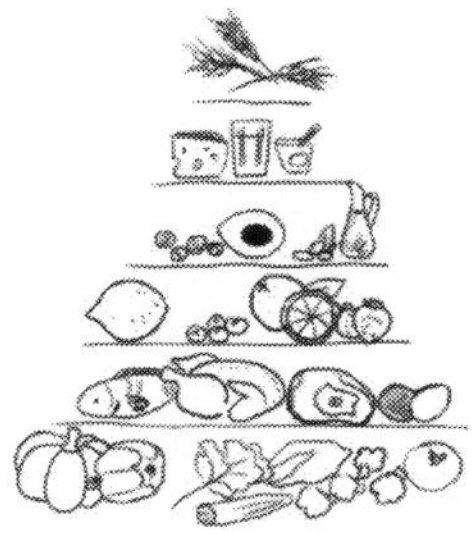

Der Begriff „Low Carb" stammt aus dem Englischen, wobei „low" tief oder gering bedeutet und „carb" eine Abkürzung für das englische Wort „carbohydrates" darstellt. „Carbohydrates" sind übersetzt Kohlenhydrate. Diese gehören zusammen mit Eiweißen und Fetten zu den Grundbausteinen der Ernährung, den sogenannten Makronährstoffen, und dienen dem Körper zur Energiegewinnung. Zusammengesetzt bedeutet dies, bei der Low-Carb-Ernährung möglichst wenig Kohlenhydrate zu sich zu nehmen. Damit sind insbesondere einfache Kohlenhydrate gemeint, die für den menschlichen Körper keine Vorteile mit sich bringen.

Komplett auf Kohlenhydrate verzichten muss man bei der Low-Carb-Ernährung nicht – im Gegensatz zur sogenannten No-Carb-Ernährung. Allerdings wird der Anteil an Kohlenhydraten stark zurückgefahren. Lebensmittel mit einem hohen Anteil an Kohlenhydraten wie Nudeln, Kartoffeln oder Reis fallen weg. Stattdessen werden viele fett- und eiweißreiche Lebensmittel verzehrt.

Für diese Bevorzugung von Fetten und Eiweißen gegenüber Kohlenhydraten gibt es mehrere gute Gründe. Normalerweise stellen letztere eine gute Energiequelle für den Körper dar. Wenn der Körper allerdings zu viel davon erhält, werden die überschüssigen Kohlenhydrate in Form von Fett gespeichert. Außerdem wird durch die Gewöhnung an diese Art der Energiegewinnung eine andere wichtige Energiequelle, Fett, vernachlässigt. Bei der Low-Carb-Ernährung wird der menschliche Körper aber an diese Energiequelle erinnert. Indem die Kohlenhydrate reduziert werden, muss der Körper auf die Fettreserven zurückgreifen, um Energie zu gewinnen. Dies ist in zweifacher Hinsicht positiv: zum einen nutzt der Körper nun eine ähnlich gute alternative Energiequelle und zum anderen führt der Abbau von Fett zu Gewichtsverlust.

Ein weiterer Vorteil der Low-Carb-Ernährung liegt in der positiven Wirkung auf die Insulinausschüttung. Wenn ein Mensch Kohlenhydrate zu sich nimmt, wird von der Bauchspeicheldrüse besonders viel des Hormons Insulin ausgeschüttet, um den Blutzuckerspiegel zu senken. Dadurch wird die Fettverbrennung gehemmt und stattdessen eine Fetteinlagerung begünstigt. Danach sinkt der Blutzuckerspiegel aber auch schnell wieder, wodurch es zu Heißhunger kommt. Bei einer eiweiß- und fettreichen Ernährung kann dies nicht passieren. Der Insulinspiegel bleibt niedrig, wodurch sich der Blutzucker stabilisiert und Heißhunger ausbleibt.

Ein weiterer positiver Aspekt ist auch, dass eine eiweißreiche Ernährung grundsätzlich zu einem langen Sättigungsgefühl führt. Das liegt daran, dass Eiweiße sehr langsam verdaut werden. Mit der Low-Carb-Ernährung ist ständiger Hunger daher sicherlich bald Geschichte.

Wie die Low-Carb-Ernährung funktioniert

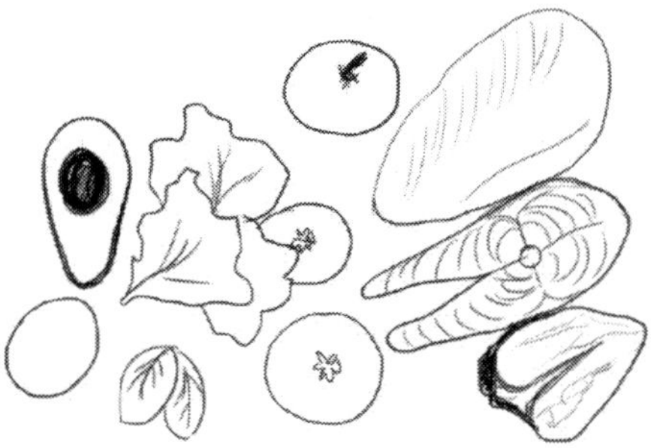

Auch wenn es in diesem Buch nicht um eine strikte Diät, sondern eine bewusste Ernährungsumstellung geht, gibt es ein paar Aspekte, die Sie beachten sollten. Darunter fallen zum Beispiel die täglichen Mengen an Kohlenhydraten und Eiweißen sowie die Abstände zwischen den Mahlzeiten.

TÄGLICHE MENGE AN KOHLENHYDRATEN

Grundsätzlich gibt es unterschiedliche Formen der Low-Carb-Ernährung, die sich in der täglichen Anzahl an empfohlenen Kohlenhydraten unterscheiden. Bei einer besonders strengen Low-Carb-Form, der sogenannten ketogenen Ernährung, sollten täglich nur zwischen 0 und maximal 50 g Kohlenhydrate pro Tag verzehrt werden. Dadurch kommt es zur Ketose, also der Energiegewinnung aus Fettreserven. Bei der strikten Low-Carb-Ernährung werden pro Tag zwischen 50 und 100 g Kohlenhydrate empfohlen, bei der moderaten Low-Carb-Ernährung hingegen zwischen 100 und 150 g. Natürlich sollten Sie selbst entscheiden, welche Form Sie bevorzugen. Empfehlenswert ist aber auf jeden Fall ein Wert zwischen 20 und 150 g an Kohlenhydraten pro Tag. Den Wert von 150 g sollten Sie aber nicht überschreiten und den Wert von 20 g nicht unterschreiten, da es sich nicht um eine No-Carb-Ernährung handeln soll. Wichtig ist auf jeden Fall, dass die von Ihnen gewählte Form alltagstauglich ist. Sie können auch mit 100 g pro Tag starten und die Menge dann schrittweise reduzieren. Ansonsten erhalten Sie aber auch in unserem Ernährungsplan einen guten Überblick über Mahlzeiten mit unterschiedlichen Kohlenhydratmengen und damit auch eine gute Vorstellung davon, welche Art der Low-Carb-Ernährung für Sie am passendsten ist.

TÄGLICHE MENGE AN EIWEIẞEN UND FETTEN

Auch in Bezug auf die Eiweiße ist es ratsam, eine gewisse Formel für die tägliche Aufnahme zu befolgen. Die Menge an Eiweißen, die Sie täglich zu sich nehmen sollten, ist abhängig von Ihrem Körpergewicht. Pro Kilogramm Körpergewicht sollten Sie pro Tag zwischen 1,5 und 2 g Eiweiß zu sich nehmen. Dies entspricht dann zwischen 30 und 40 Prozent der Kalorien an einem Tag. Die Kalorien, die nach dem Abzug von Kohlenhydraten und Eiweißen übrig bleiben, werden in Form von Fetten aufgenommen. Das sind zwischen 40 und 50 Prozent, je nach der Menge der Kohlenhydrate.

ABWECHSLUNGSREICHE LOW-CARB-ERNÄHRUNG

Verzichtet werden sollte bei der Low-Carb-Ernährung vor allem auf Kartoffeln, Reis, Brot und Nudeln. All diese Lebensmittel enthalten zahlreiche Kohlenhydrate und sollten daher vermieden werden. Das Gleiche gilt auch für Süßigkeiten und Lebensmittel mit hohem Zuckeranteil. Stattdessen können Sie viel Fleisch, Fisch, Gemüse und Milchprodukte verzehren. Bei der geringen Menge an Kohlenhydraten, die Sie zu sich nehmen, sollten Sie unbedingt auf die Qualität der Produkte achten. Diese sollten wenig Zucker, aber viele Ballaststoffe enthalten. Das können Vollkornprodukte sein oder bestimmte Obstsorten wie Äpfel und Birnen. Außerdem sollten Sie darauf achten, wann Sie Kohlenhydrate verzehren. So sollten Sie zum Beispiel zwei bis drei Stunden vor und kurz nach einer intensiven sportlichen Belastung den größten Teil der täglichen Kohlenhydrate zu sich nehmen, weil diese beim Sport enorm wichtig für die Leistungsfähigkeit sind.

Auf jeden Fall sollte Ihre Low-Carb-Ernährung abwechslungsreich und niemals einseitig sein. Nehmen Sie vor allem Milchprodukte und pflanzliche Lebensmittel wie Nüsse oder Gemüse zu sich. Diese sind gesund und sollten zwei Drittel der Kalorien pro Tag ausmachen. Variieren Sie die Lebensmittel, die Sie essen, immer wieder und schrecken Sie nicht davor zurück, etwas Neues zu testen. Wichtig ist dabei natürlich auch, dass Sie nicht ständig das Gleiche kochen, sondern auch diesbezüglich offen sind und neue Rezepte ausprobieren. Einen großen Teil des täglichen Eiweißbedarfs werden Sie bestimmt über Eier zu sich nehmen. Variieren Sie dabei die Zubereitungsart und vor allem die Beilagen jedes Mal ein wenig. So können Eier beispielsweise als Omelett mit Gemüse und Champignons zubereitet werden, aber auch als Rührei mit Schinken.

WEITERE GRUNDLEGENDE HINWEISE

Neben den Grundlagen, die Sie bisher bereits kennengelernt haben, möchten wir Ihnen noch ein paar weitere Tipps für die Low-Carb-Ernährung geben. Zum einen sollten Sie darauf achten, immer genug zu trinken. Am besten wäre natürlich, wenn Sie Wasser trinken, aber auch Tee ist zum Beispiel erlaubt. Verzichten sollten Sie hingegen auf Getränke mit Zuckerzusatz und pure Fruchtsäfte. Nehmen Sie viel Eiweiß zu sich, etwa in Form von Protein-Shakes. Diese dienen dem Muskelerhalt.

Wichtig ist auch, zwischen den Mahlzeiten gewisse Pausen einzulegen. Optimal wäre eine Pause von 3 bis 5 Stunden zwischen zwei Mahlzeiten. Wenn Sie beispielsweise um 8 Uhr morgens frühstücken, könnten Sie Ihr Mittagessen um 13 Uhr zu sich nehmen und um 17 Uhr zu Abend essen. Dazwischen sollten Sie möglichst wenig Zwischenmahlzeiten verzehren, da diese die Fettverbrennung hemmen. Falls Sie Lust auf einen Snack haben, können Sie ein paar gesunde Nüsse oder Low-Carb-Gemüse essen.

Ein letzter wichtiger Hinweis bezieht sich wiederum auf die Kohlenhydrate. Diese sollten Sie vor allem abends überhaupt nicht mehr oder nur in sehr geringen Mengen verzehren. Stattdessen können Sie zum Beispiel gesunde Fette in Form von Kokosöl zu sich nehmen, indem Sie dieses zum Braten verwenden. Dadurch vermeiden Sie einen Anstieg des Insulinspiegels und Blutzuckerspiegels am Abend.

Low-Carb-Tipps für Berufstätige

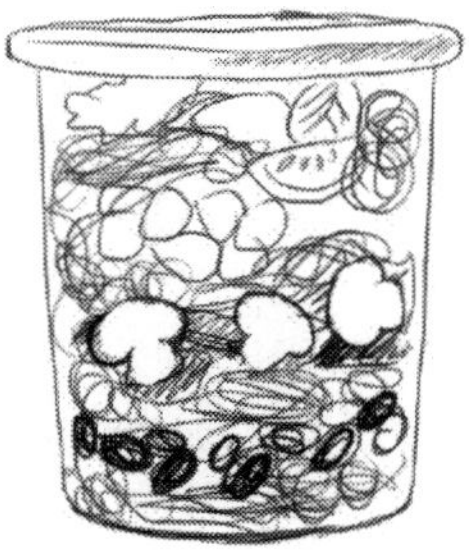

Da Sie durch Ihren Beruf sicherlich Stress und wenig Zeit haben, sollte die Ernährungsumstellung möglichst unkompliziert ablaufen und das Kochen einfach in den Alltag integriert werden können. Aus diesem Grund haben wir in diesem Kapitel ein paar simple Tricks zusammengestellt, die Ihnen dabei helfen sollen.

WAS SIE VORRÄTIG HABEN SOLLTEN

Es gibt einige Lebensmittel, die vielseitig eingesetzt werden können und die Sie daher immer vorrätig haben sollten. Dazu zählen Nüsse, Beeren oder Gemüse-Rohkost. Diese Lebensmittel können als Snack für zwischendurch dienen, sie können aber auch in einen Salat eingearbeitet werden. Auch Lebensmittel mit viel Eiweiß wie Eier oder Quark sollten in Ihrem Kühlschrank zu finden sein. Ansonsten gibt es auch einige Zutaten, die sehr lange haltbar sind und ebenfalls auf unterschiedliche Weise eingesetzt werden können. Tomatenmark, Tomaten aus der Dose oder Käse gehören zu diesen Lebensmitteln. Tolle Gerichte können Sie auch aus Tiefkühlfisch oder Tiefkühlgemüse zaubern. Beides hat eine lange Haltbarkeit und erspart Ihnen einiges an Zeit. Tiefkühlgemüse beispielsweise wird nur aufgetaut und kann danach sofort verarbeitet werden, wobei Sie es nicht zuvor noch klein schneiden müssen. Weitere Zutaten, die Sie für viele Gerichte benötigen werden, sind Zwiebeln und Knoblauch, Tofu, Kokosmilch und Olivenöl. Wenn Sie all diese Lebensmittel vorrätig haben, sind Sie schon sehr gut ausgestattet und können spontan einige leckere Gerichte kochen.

MEAL-PREP-TIPPS

Wie bereits angedeutet, gibt es in Kantinen viele Speisen mit einem hohen Anteil an Kohlenhydraten. Daher sollten Sie auf diese Speisen in Zukunft verzichten und Ihr Mittagessen selbst vorkochen und mitbringen. Das Stichwort hierfür lautet „Meal Prep", die Abkürzung für den englischen Ausdruck „meal preparation". Damit ist gemeint, dass Sie Ihr Essen für den nächsten Tag oder sogar für mehrere Tage vorkochen. Dies erspart eine Menge Zeit und auch Geld, da Sie sich einen genauen Plan machen und dadurch nur die Lebensmittel kaufen, die Sie auch wirklich benötigen und verarbeiten.

Bevor Sie richtig starten können, sollten Sie sich aber zuerst einige Vorratsbehälter besorgen. Kaufen Sie drei bis vier Boxen aus Glas oder Plastik in verschiedenen Größen. Im besten Fall sind diese auch mikrowellengeeignet, damit Sie kalte Gerichte in der Box erwärmen können. Wenn Sie sich keine Vorratsbehälter kaufen wollen, können Sie natürlich auch leere Marmeladengläser oder ähnliches verwenden.

Wenn Sie mit Meal Prep starten, setzen Sie sich nicht unter Druck. Sie müssen nicht gleich zu Beginn Essen für mehrere Tage vorbereiten. Versuchen Sie zunächst, ein Mittagessen für den nächsten Tag vorzukochen. Machen Sie sich dafür zuerst Gedanken darüber, was Sie kochen möchten. Besorgen Sie dann die Zutaten und suchen Sie sich einen geeigneten Zeitpunkt zum Kochen. Am Anfang wäre es am besten, Sie kochen gemütlich an einem Sonntagabend oder an einem freien Tag. Möchten Sie beispielsweise einen Salat mit Hühnerbruststreifen zubereiten, dann schneiden Sie das Gemüse für den Salat klein, geben den Salat in eine Box, braten das Fleisch an und bewahren dieses in einer eigenen Dose im Kühlschrank auf. Alle Speisen, die Sie kochen, sollten Sie möglichst schnell nach dem Auskühlen in den Kühlschrank geben, wo sie meistens drei bis vier Tage haltbar sind. Lediglich Fisch sollte bereits nach ein bis zwei Tagen im Kühlschrank verzehrt werden. Wenn eine vorgekochte Speise besonders lange haltbar sein soll, können Sie diese ganz einfach im Gefrierfach lagern.

MAHLZEITEN PLANEN

Wenn Sie bereits ein paar Erfahrungen gesammelt haben, können Sie langsam anfangen, Essen für mehrere Tage vorzubereiten. Nehmen Sie sich dafür einen Zettel und einen Stift und schreiben Sie auf, welches Gericht Sie an welchem Tag kochen möchten. Natürlich können Sie auch eine größere Menge eines Gerichts herstellen und dieses dann an mehreren Tagen zu sich nehmen. Machen Sie sich aber auf jeden Fall bewusst, dass die vorgekochten Speisen nicht aufwendig sein müssen, sondern auch einfache und schnelle Rezepte lecker sind.

Wenn Sie den Plan fertiggestellt haben, können Sie sich im nächsten Schritt eine Einkaufsliste für Ihre Woche schreiben. So stellen Sie sicher, dass Sie nur die Lebensmittel einkaufen, die Sie wirklich benötigen. Nachdem Sie alle Zutaten besorgt haben, müssen Sie sich nur noch überlegen, wann Sie welches Gericht vorbereiten möchten. Sie können beispielsweise am Sonntagabend mehrere Gerichte vorbereiten und an einem Abend unter der Woche ein weiteres Mal vorkochen. Einen derartigen Plan zu entwerfen, kann am Anfang natürlich etwas schwierig sein. Es lohnt sich aber, denn Sie sparen sich in Ihrem Job viel Zeit und haben immer eine gesunde Mahlzeit parat.

Spezielle Low-Carb-Zutaten und Ersatzstoffe

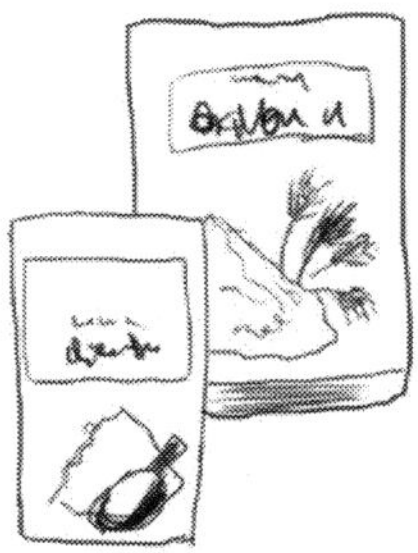

Bevor wir Ihnen Lebensmittel vorstellen, die ideal für die Low-Carb-Ernährung geeignet sind, erhalten Sie noch einen kleinen Überblick über spezielle Low-Carb-Zutaten, die Sie nicht in jedem Supermarkt finden werden. Außerdem beinhaltet die folgende Liste auch Ersatzstoffe, beispielsweise für Nudeln oder Zucker.

- Konjaknudeln als Nudelersatz
- Protein-Pasta
- Mandel- oder Sojabrot, Eiweißbrot
- Chiasamen
- Leinsamen
- Mandelmehl, Kokosmehl, Lupinenmehl oder Leinsamenmehl als Ersatz für Mehl aus Getreide wie Weizen, Dinkel oder Roggen
- Low-Carb-Eiweißpulver (zum Backen oder für Shakes)

- Gemüsechips
- Erythrit, Stevia oder Xylit als Zuckerersatz
- Proteinshakes
- Flavor Drops

Ideale Low-Carb-Lebensmittel

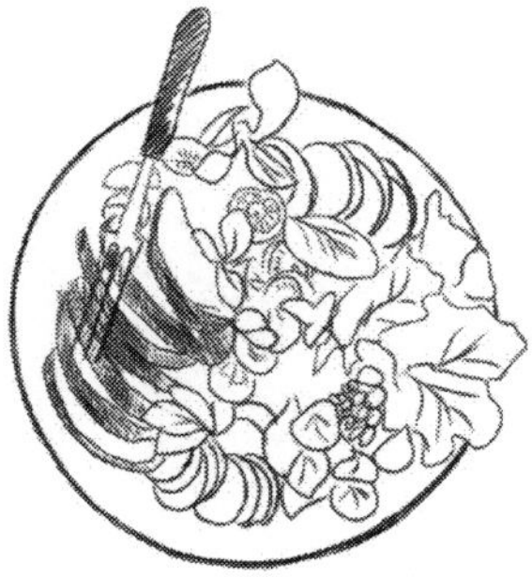

Grundsätzlich ist nicht genau festgelegt, welches Lebensmittel als Low-Carb-Lebensmittel zählt und welches nicht. Wichtig ist aber, dass die Lebensmittel, die Sie verzehren, maximal 10 g Kohlenhydrate auf 100 g enthalten. Zum Vergleich: 100 g Nudeln enthalten bereits 60 g Kohlenhydrate, Tomaten hingegen lediglich 4 g Kohlenhydrate pro 100 g. Daneben basiert eine Low-Carb-Ernährung vor allem auf eiweiß- und fettreichen Lebensmitteln, die wir Ihnen nun vorstellen.

Eiweiße sind natürlich in Eiern enthalten, aber auch in Fleisch, weshalb beides ideal für die Low-Carb-Ernährung ist. In Bezug auf das Fleisch spielt es keine Rolle, ob Sie Schweinefleisch, Hähnchenfleisch, Rindfleisch, Lammfleisch oder Wild zu sich nehmen. Fleisch ist grundsätzlich reich an Eiweißen und teilweise an Fett, enthält aber sehr wenig Kohlenhydrate. Auch Fisch stellt ein ideales Low-Carb-Lebensmittel dar. Besonders gut geeignet sind zum Beispiel Lachs, Hering oder Sardinen, da sie viele gesunde Omega-3-Fettsäuren enthalten, die in Deutschland grundsätzlich zu wenig aufgenommen werden. Empfehlenswert sind daher zwei bis drei Portionen Meeresfisch pro Woche. Auch Muscheln und Meeresfrüchte zählen zu den idealen Low-Carb-Lebensmitteln.

Obst und Gemüse sollte ebenfalls einen großen Teil Ihrer Ernährung ausmachen, wobei nicht alle Obst- und Gemüsesorten kohlenhydratarm sind. Gut geeignet sind allerdings Zitronen, Wassermelonen, Rhabarber, Kiwis, Grapefruits, Himbeeren, Erdbeeren, Brombeeren und Sauerkirschen. Zu den idealen Gemüsesorten zählen zum Beispiel Tomaten, Spinat, Chicorée, Chinakohl, Brokkoli, Stangensellerie, Gurke, Zucchini, Blumenkohl, Radieschen, diverse Salate, Frühlingszwiebel, Spargel, Oliven, Kohlrabi und Paprika.

Daneben zählen auch Nüsse und Samen zu den geeigneten Lebensmitteln, da sie gut für das Herz-Kreislauf-System sind. Binden Sie daher Paranüsse, Erdnüsse, Haselnüsse, Walnüsse, Chiasamen, Leinsamen, Mandeln, Kürbiskerne und Pinienkerne in Ihre täglichen Speisen ein. Weitere ideale Zutaten sind Fettlieferanten wie Avocados, Rapsöl und Olivenöl. Auch Sojaprodukte, Wurst, Pilze, Tofu, Käse jeder Art, Quark, Kokosmilch, Naturjoghurt und griechischer Joghurt eignen sich hervorragend für die Low-Carb-Ernährung. Trinken sollten Sie vor allem Wasser, Kaffee und ungesüßten Tee. Auch Gemüsesäfte sind im Gegensatz zu Fruchtsäften erlaubt.

Daneben gibt es auch bestimmte Ersatzstoffe, von denen Sie bereits einige kennengelernt haben und die Sie nutzen können. Als Ersatz für Nudeln beispielsweise können Konjaknudeln verwendet oder Zucchininudeln selbst hergestellt werden. Statt Reis können Sie Blumenkohlröschen oder Pastinaken nehmen und diese klein raspeln. Auch bei den Mehlalternativen gibt es verschiedene Möglichkeiten, die Sie durchprobieren können. Dazu gehören Mandelmehl, Kokosmehl, Lupinenmehl, Walnussmehl und Leinsamenmehl. Als Zuckerersatz bieten sich Erythrit, Stevia oder Xylit an, wobei alle drei Ersatzstoffe im Supermarkt oder der Drogerie erhältlich sein sollten.

Für Low Carb ungeeignete Lebensmittel

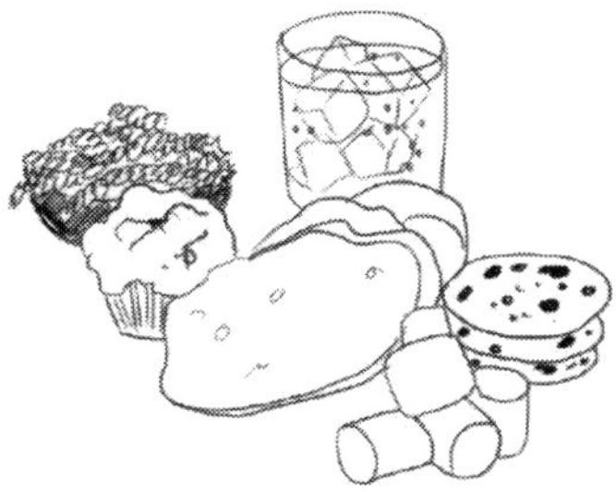

Neben idealen Lebensmittel für die Low-Carb-Ernährung gibt es natürlich auch Zutaten, die Sie unbedingt vermeiden sollten. Dabei handelt es sich um Lebensmittel mit einem hohen Kohlenhydratanteil. Auf dieser Seite finden Sie eine Liste mit diesen Zutaten. Lesen Sie diese aufmerksam durch und prägen Sie sich die Lebensmittel gut ein, damit Sie bewusst auf diese verzichten können.

- Trockenobst und Obst mit einem hohen Anteil an Fruchtzucker
- Fruchtsäfte, zum Beispiel Apfelsaft oder Traubensaft
- Brot und Gebäck
- Nudeln und Reis
- Kartoffelspeisen
- Erbsen, Kichererbsen, Linsen und Kidneybohnen
- Fertiggerichte
- Lebensmittel mit hohem Zuckeranteil, Süßigkeiten

- Dressings und Saucen mit viel Zucker (zum Beispiel Ketchup)
- paniertes Fleisch und panierter Fisch
- frittiertes Gemüse
- Alkohol
- Marmelade
- Honig und Agavendicksaft (nur in sehr geringen Mengen erlaubt)
- fruchtige Milchprodukte
- stärkehaltige Lebensmittel (Chips)

Ihre 30-Tage-Low-Carb-Ernährungspläne

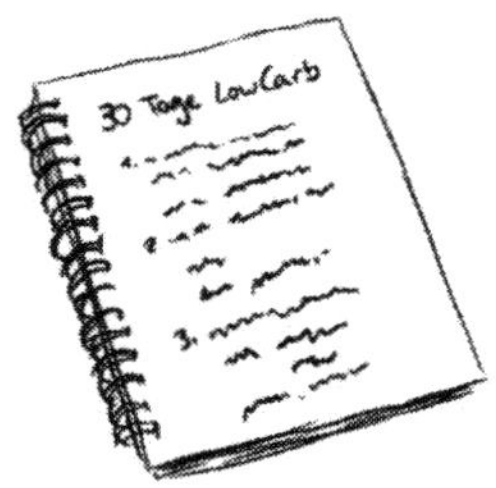

Nachdem Sie nun das nötige theoretische Hintergrundwissen in Bezug auf die Low-Carb-Ernährung besitzen, steigen wir jetzt in die Praxis ein. Und zwar mit einem 30-Tage-Ernährungsplan. Sie werden im Folgenden einen Ernährungsplan für Frauen und einen Plan für Männer finden. Beide setzen sich aus verschiedenen Rezepten aus dem Hauptteil dieses Buchs zusammen. Anhand der jeweiligen Nummer können Sie diese ganz einfach zuordnen und das passende Gericht im Buch suchen.

In den Plänen finden Sie für jeden der 30 Tage jeweils ein Rezept für Frühstück, Mittagessen, Abendessen und für einen kleinen Snack. Es wird dabei stets von einer Portion ausgegangen, ansonsten wird die Mengenangabe explizit erwähnt. Neben Angaben zu den Nummern und Namen der Gerichte finden Sie außerdem für jeden Tag eine Angabe über die Gesamtkalorienanzahl. Bei den Frauen beträgt diese ca. 1.300 bis 1.500 kcal pro Tag, bei den Männern ca. 1.750 bis 1.900 kcal täglich. In beiden Fällen handelt es sich um die optimale Kalorienanzahl, um ein wenig Gewicht zu verlieren.

Neben den Gesamtkalorien wird auch die Menge an Kohlenhydraten, Eiweiß und Fett für jeden Tag angegeben. Somit haben Sie immer einen genauen Überblick darüber, wie viele Kohlenhydrate Sie täglich zu sich nehmen.
Die Menge an Kohlenhydraten in den folgenden Ernährungsplänen bewegt sich stets zwischen 20 und 100 g. Für die Menge an Eiweiß wird für die Frauen ein Durchschnittsgewicht von 65 Kilogramm zugrunde gelegt. Das bedeutet, dass täglich zwischen 97,5 und 130 g Eiweiß eingeplant werden, manchmal auch weniger. Für den Männer-Ernährungsplan wird von einem Durchschnittsgewicht von 80 Kilogramm ausgegangen, weshalb täglich ca. 120 bis 160 g Eiweiß vorgesehen sind. Die restlichen Kalorien werden durch gesunde Fette eingenommen.

30-TAGE-ERNÄHRUNGSPLAN FÜR FRAUEN

TAG 1

Frühstück: 5. Vanille-Pancakes
Mittagessen: 35. Überbackener Rotbarsch mit Spinat
Abendessen: 117. Käse-Wurst-Salat mit Tomaten
Snack: 82. Gemüse mit Kräuterquark
Nährwerte: *1.346 kcal, 28 g Kohlenhydrate, 87 g Fett, 105 g Eiweiß*

TAG 2

Frühstück: 10. Spinat-Frühstückmuffins
Mittagessen: 20. Putengeschnetzeltes
Abendessen: 156. Grüner Spargel mit Bacon
Snack: 85. Chicorée mit Ziegenfrischkäse und Walnüssen (2 Portionen)
Nährwerte: *1.359 kcal, 23 g Kohlenhydrate, 89 g Fett, 97 g Eiweiß*

TAG 3:

Frühstück: 12. Müsli mit Mango-Joghurt
Mittagessen: 44. Blumenkohl-Steaks mit Tomatensalat
Abendessen: 152. Hähnchen in Tomatensauce
Snack: 86. Burger am Spieß (4 Spieße)
Nährwerte: *1.353 kcal, 36 g Kohlenhydrate, 88 g Fett, 101 g Eiweiß*

TAG 4:

Frühstück: 7. Gebackene Avocado mit Ei
Mittagessen: 39. Zucchini-Nudeln mit Garnelen
Abendessen: 113. Caesar Salad
Snack: 84. Parmesanchips
Nährwerte: *1.351 kcal, 33 g Kohlenhydrate, 88 g Fett, 89 g Eiweiß*

TAG 5:

Frühstück: 1. Porridge mit Kokosmehl
Mittagessen: 55. Rosenkohl mit Räuchertofu
Abendessen: 68. Hähnchenpfanne mit Zucchininudeln
Snack: 80. Knusper-Taler (2 Portionen)
Nährwerte: *1.342 kcal, 41,6 g Kohlenhydrate, 77,6 g Fett, 100,8 g Eiweiß*

TAG 6:

Frühstück: 8. Rührei mit Zucchini und Tomaten
Mittagessen: 25. Gebratenes Lamm mit Tomaten und Spitzpaprika
Abendessen: 154. Salat mit Avocado, Ziegenkäse und Bacon
Snack: 87. Low-Carb-Gurken-Sushi
Nährwerte: *1.304 kcal, 26,7 g Kohlenhydrate, 86,3 g Fett, 82,7 g Eiweiß*

TAG 7:

Frühstück: 4. Skyr mit Kiwi und Grapefruit
Mittagessen: 29. Lachs mit Ofengemüse
Abendessen: 132. Käse-Lauch-Suppe mit Hackfleisch
Snack: 88. Zucchini-Chips
Nährwerte: *1.392 kcal, 44,5 g Kohlenhydrate, 88,5 g Fett, 92,2 g Eiweiß*

TAG 8:

Frühstück: 14. Selbstgemachter Nuss-Toast

Mittagessen: 24. Rindersteak mit Speckbohnen
Abendessen: 47. Vegetarische Lasagne
Snack: 93. Brokkoli-Käse-Bällchen
Nährwerte: *1.313 kcal, 29 g Kohlenhydrate, 88 g Fett, 97 g Eiweiß*

TAG 9:

Frühstück: 2. Omelett mit Ziegenkäse
Mittagessen: 69. Low-Carb-Pizza
Abendessen: 112. Salat mit Erdbeeren und Brie
Snack: 92. Protein-Kekse (2 Portionen)
Nährwerte: *1.415 kcal, 31 g Kohlenhydrate, 102 g Fett, 88 g Eiweiß*

TAG 10:

Frühstück: 11. Pfirsich-Couscous
Mittagessen: 37. Thunfisch-Zucchini-Pfanne
Abendessen: 50. Schafskäse mit Blumenkohlreis
Snack: 90. Quark-Brötchen mit Sonnenblumenkernen
Nährwerte: *1.419,5 kcal, 46,7 g Kohlenhydrate, 94,8 g Fett, 89,8 g Eiweiß*

TAG 11:

Frühstück: 6. Hüttenkäse-Milchreis
Mittagessen: 41. Überbackene Auberginen
Abendessen: 71. Feta-Zucchini-Röllchen
Snack: 91. Low-Carb-Käsestangen
Nährwerte: *1.317 kcal, 31 g Kohlenhydrate, 84 g Fett, 95 g Eiweiß*

TAG 12:

Frühstück: 13. Veganes Tofu-Rührei
Mittagessen: 23. Parmesanschnitzel mit Tomatensalat
Abendessen: 74. Gefüllte Paprika mit Feta
Snack: 83. Nuss-Riegel
Nährwerte: *1.472 kcal, 33,5 g Kohlenhydrate, 107 g Fett, 94,5 g Eiweiß*

TAG 13:

Frühstück: 9. Porridge aus Leinsamen mit Heidelbeeren
Mittagessen: 17. Gemüsegratin mit Hähnchen

Abendessen: 123. Tomatensuppe
Snack: 81. Mandel-Cracker
Nährwerte: *1.355,6 kcal, 26,7 g Kohlenhydrate, 83,8 g Fett, 102,6 g Eiweiß*

TAG 14:

Frühstück: 3. Chia-Pudding mit Papaya
Mittagessen: 31. Lachs-Ceviche
Abendessen: 118. Salat mit Rinderfiletstreifen
Snack: 89. Eier-Muffins mit Schinken
Nährwerte: *1.470 kcal, 38 g Kohlenhydrate, 121 g Fett, 101 g Eiweiß*

TAG 15:

Frühstück: 160. Kokos-Quark
Mittagessen: 58. Pilzragout mit Brokkoli
Abendessen: 120. Hüttenkäse-Salat mit Paprika
Snack: 85. Chicorée mit Ziegenfrischkäse und Walnüssen
Nährwerte: *1.451 kcal, 29,9 g Kohlenhydrate, 104,2 g Fett, 101,9 g Eiweiß*

TAG 16:

Frühstück: 95. Omelett mit Himbeeren
Mittagessen: 21. Hähnchenbrust mit Brokkoli und Champignons
Abendessen: 78. Gebackener Blumenkohl
Snack: 87. Low-Carb-Gurken-Sushi
Nährwerte: *1.308,7 kcal, 24,4 g Kohlenhydrate, 80,2 g Fett, 106,2 g Eiweiß*

TAG 17:

Frühstück: 159. Erdbeer-Smoothie-Bowl
Mittagessen: 19. Hackfleisch mit Blumenkohlpüree
Abendessen: 45. Vegetarisches Eiweiß-Omelett

Snack: 151. Häppchen mit Thunfisch
Nährwerte: *1.384 kcal, 44 g Kohlenhydrate, 85 g Fett, 100 g Eiweiß*

TAG 18:

Frühstück: 94. Quark mit Blaubeeren
Mittagessen: 43. Gebackener Feta mit Tomaten
Abendessen: 73. Garnelen aus dem Ofen mit Gemüse
Snack: 89. Eier-Muffins mit Schinken (2 Portionen)
Nährwerte: *1.211,6 kcal, 32 g Kohlenhydrate, 95,1 g Fett, 100,8 g Eiweiß*

TAG 19:

Frühstück: 12. Müsli mit Mango-Joghurt
Mittagessen: 25. Gebratenes Lamm mit Tomaten und Spitzpaprika
Abendessen: 158. Schnelle Gemüsepfanne
Snack: 82. Gemüse mit Kräuterquark
Nährwerte: *1.347 kcal, 48,5 g Kohlenhydrate, 84,4 g Fett, 73,9 g Eiweiß*

TAG 20:

Frühstück: 8. Rührei mit Zucchini und Tomaten (2 Portionen)
Mittagessen: 16. Schweinefilet mit Champignons und Fenchel
Abendessen: 76. Rinder-Carpaccio
Snack: 84. Parmesanchips (2 Portionen)
Nährwerte: *1.417 kcal, 25 g Kohlenhydrate, 95 g Fett, 115 g Eiweiß*

TAG 21:

Frühstück: 6. Hüttenkäse-Milchreis
Mittagessen: 30. Kokos-Curry mit Garnelen (2 Portionen)
Abendessen: 121. Brokkoli-Suppe
Snack: 92. Protein-Kekse (5 Portionen)
Nährwerte: *1.416 kcal, 41 g Kohlenhydrate, 84 g Fett, 113 g Eiweiß*

TAG 22:

Frühstück: 5. Vanille-Pancakes
Mittagessen: 46. Low-Carb-Gemüsepfanne (2 Portionen)
Abendessen: 113. Caesar Salad
Snack: 90. Quark-Brötchen mit Sonnenblumenkernen

Nährwerte: *1.341,5 kcal, 39,7 g Kohlenhydrate, 111,8 g Fett, 89 g Eiweiß*

TAG 23:

Frühstück: 2. Omelett mit Ziegenkäse
Mittagessen: 18. Wirsing-Würstchen-Pfanne
Abendessen: 120. Hüttenkäse-Salat mit Paprika
Snack: 86. Burger am Spieß (2 Spieße)
Nährwerte: *1.451 kcal, 25,9 g Kohlenhydrate, 104,2 g Fett, 96,4 g Eiweiß*

TAG 24:

Frühstück: 14. Selbstgemachter Nuss-Toast
Mittagessen: 32. Gebackener Kabeljau mit Tomaten und Mozzarella
Abendessen: 128. Blumenkohl-Suppe mit Romanesco
Snack: 83. Nuss-Riegel
Nährwerte: *1.330 kcal, 34 g Kohlenhydrate, 84 g Fett, 105 g Eiweiß*

TAG 25:

Frühstück: 4. Skyr mit Kiwi und Grapefruit
Mittagessen: 117. Käse-Wurst-Salat mit Tomaten
Abendessen: 79. Eier aus dem Ofen mit Schinken und Käse
Snack: 88. Zucchini-Chips
Nährwerte: *1.335 kcal, 35 g Kohlenhydrate, 82 g Fett, 103,5 g Eiweiß*

TAG 26:

Frühstück: 1. Porridge mit Kokosmehl
Mittagessen: 26. Asiatische Pfanne mit Rindfleisch
Abendessen: 69. Low-Carb-Pizza
Snack: 91. Low-Carb-Käsestangen (3 Portionen)
Nährwerte: *1.371 kcal, 42 g Kohlenhydrate, 78 g Fett, 99 g Eiweiß*

TAG 27:

Frühstück: 10. Spinat-Frühstückmuffins
Mittagessen: 42. Rahm-Rosenkohl
Abendessen: 75. Auflauf mit Lachs und Spinat
Snack: 80. Knusper-Taler (2 Portionen)
Nährwerte: *1.385 kcal, 30,3 g Kohlenhydrate, 94,6 g Fett, 92,3 g*

Eiweiß

TAG 28:

Frühstück: 11. Pfirsich-Couscous
Mittagessen: 27. Hackfleisch-Auflauf
Abendessen: 107. Salat mit Brokkoli und Feta
Snack: 151. Häppchen mit Thunfisch
Nährwerte: *1.455 kcal, 50 g Kohlenhydrate, 96 g Fett, 91 g Eiweiß*

TAG 29:

Frühstück: 7. Gebackene Avocado mit Ei
Mittagessen: 22. Low-Carb-Curry mit Hähnchen
Abendessen: 118. Salat mit Rinderfiletstreifen
Snack: 81. Mandel-Cracker
Nährwerte: *1.355,6 kcal, 34,7 g Kohlenhydrate, 89,8 g Fett, 90,7 g Eiweiß*

TAG 30:

Frühstück: 13. Veganes Tofu-Rührei (2 Portionen)
Mittagessen: 28. Fischfilet auf Zucchinigemüse
Abendessen: 127. Rahmspinat-Suppe
Snack: 87. Low-Carb-Gurken-Sushi
Nährwerte: *1.302 kcal, 30 g Kohlenhydrate, 86,5 g Fett, 93 g Eiweiß*

30-TAGE-ERNÄHRUNGSPLAN FÜR MÄNNER

TAG 1

Frühstück: 5. Vanille-Pancakes
Mittagessen: 35. Überbackener Rotbarsch mit Spinat (2 Portionen)
Abendessen: 117. Käse-Wurst-Salat mit Tomaten
Snack: 82. Gemüse mit Kräuterquark (2 Portionen)
Nährwerte: *1.799 kcal, 39 g Kohlenhydrate, 111 g Fett, 146 g Eiweiß*

TAG 2

Frühstück: 10. Spinat-Frühstückmuffins
Mittagessen: 20. Putengeschnetzeltes
Abendessen: 156. Grüner Spargel mit Bacon (2 Portionen)
Snack: 85. Chicorée mit Ziegenfrischkäse und Walnüssen (3 Portionen)
Nährwerte: *1.783 kcal, 28 g Kohlenhydrate, 123 g Fett, 119 g Eiweiß*

TAG 3:

Frühstück: 12. Müsli mit Mango-Joghurt
Mittagessen: 44. Blumenkohl-Steaks mit Tomatensalat (2 Portionen)
Abendessen: 152. Hähnchen in Tomatensauce
Snack: 86. Burger am Spieß (6 Spieße)
Nährwerte: *1.803 kcal, 47 g Kohlenhydrate, 119 g Fett, 131 g Eiweiß*

TAG 4:

Frühstück: 7. Gebackene Avocado mit Ei
Mittagessen: 39. Zucchini-Nudeln mit Garnelen (2 Portionen)
Abendessen: 113. Caesar Salad
Snack: 84. Parmesanchips (2 Portionen)
Nährwerte: *1.814 kcal, 47 g Kohlenhydrate, 107 g Fett, 118 g Eiweiß*

TAG 5:

Frühstück: 1. Porridge mit Kokosmehl
Mittagessen: 55. Rosenkohl mit Räuchertofu (2 Portionen)
Abendessen: 68. Hähnchenpfanne mit Zucchininudeln
Snack: 80. Knusper-Taler (3 Portionen)
Nährwerte: *1.842 kcal, 55,4 g Kohlenhydrate, 106,9 g Fett, 139,2 g Eiweiß*

TAG 6:

Frühstück: 8. Rührei mit Zucchini und Tomaten (2 Portionen)
Mittagessen: 25. Gebratenes Lamm mit Tomaten und Spitzpaprika
Abendessen: 154. Salat mit Avocado, Ziegenkäse und Bacon
Snack: 87. Low-Carb-Gurken-Sushi (2 Portionen)
Nährwerte: *1.817 kcal, 35,7 g Kohlenhydrate, 127,9 g Fett, 115,2 g Eiweiß*

TAG 7:

Frühstück: 4. Skyr mit Kiwi und Grapefruit (2 Portionen)
Mittagessen: 29. Lachs mit Ofengemüse
Abendessen: 132. Käse-Lauch-Suppe mit Hackfleisch
Snack: 88. Zucchini-Chips (2 Portionen)
Nährwerte: *1.882 kcal, 70,5 g Kohlenhydrate, 114,5 g Fett, 121,7 g Eiweiß*

TAG 8:

Frühstück: 14. Selbstgemachter Nuss-Toast
Mittagessen: 24. Rindersteak mit Speckbohnen (2 Portionen)
Abendessen: 47. Vegetarische Lasagne
Snack: 93. Brokkoli-Käse-Bällchen (4 Portionen)
Nährwerte: *1.951 kcal, 39 g Kohlenhydrate, 109 g Fett, 142 g Eiweiß*

TAG 9:

Frühstück: 2. Omelett mit Ziegenkäse

Mittagessen: 69. Low-Carb-Pizza
Abendessen: 112. Salat mit Erdbeeren und Brie (2 Portionen)
Snack: 92. Protein-Kekse (4 Portionen)
Nährwerte: *1.896 kcal, 46 g Kohlenhydrate, 139 g Fett, 110 g Eiweiß*

TAG 10:

Frühstück: 11. Pfirsich-Couscous
Mittagessen: 37. Thunfisch-Zucchini-Pfanne
Abendessen: 50. Schafskäse mit Blumenkohlreis
Snack: 90. Quark-Brötchen mit Sonnenblumenkernen (3 Portionen)
Nährwerte: *1.854,5 kcal, 54,1 g Kohlenhydrate, 124,4 g Fett, 115,4 g Eiweiß*

TAG 11:

Frühstück: 6. Hüttenkäse-Milchreis
Mittagessen: 41. Überbackene Auberginen
Abendessen: 71. Feta-Zucchini-Röllchen
Snack: 91. Low-Carb-Käsestangen (5 Portionen)
Nährwerte: *1.781 kcal, 36 g Kohlenhydrate, 120 g Fett, 115 g Eiweiß*

TAG 12:

Frühstück: 13. Veganes Tofu-Rührei (2 Portionen)
Mittagessen: 23. Parmesanschnitzel mit Tomatensalat
Abendessen: 74. Gefüllte Paprika mit Feta
Snack: 83. Nuss-Riegel (2 Portionen)
Nährwerte: *1.895 kcal, 46,5 g Kohlenhydrate, 139 g Fett, 118,5 g Eiweiß*

TAG 13:

Frühstück: 9. Porridge aus Leinsamen mit Heidelbeeren
Mittagessen: 17. Gemüsegratin mit Hähnchen

Abendessen: 123. Tomatensuppe (2 Portionen)
Snack: 81. Mandel-Cracker (4 Portionen)
Nährwerte: *1.734,4 kcal, 35,8 g Kohlenhydrate, 114,2 g Fett, 113,7 g Eiweiß*

TAG 14:

Frühstück: 3. Chia-Pudding mit Papaya
Mittagessen: 31. Lachs-Ceviche (2 Portionen)
Abendessen: 118. Salat mit Rinderfiletstreifen
Snack: 89. Eier-Muffins mit Schinken
Nährwerte: *1.716 kcal, 42 g Kohlenhydrate, 137 g Fett, 122 g Eiweiß*

TAG 15:

Frühstück: 160. Kokos-Quark
Mittagessen: 58. Pilzragout mit Brokkoli
Abendessen: 120. Hüttenkäse-Salat mit Paprika (2 Portionen)
Snack: 85. Chicorée mit Ziegenfrischkäse und Walnüssen (2 Portionen)
Nährwerte: *1.813 kcal, 38,8 g Kohlenhydrate, 122,4 g Fett, 141,8 g Eiweiß*

TAG 16:

Frühstück: 95. Omelett mit Himbeeren
Mittagessen: 21. Hähnchenbrust mit Brokkoli und Champignons
Abendessen: 78. Gebackener Blumenkohl
Snack: 87. Low-Carb-Gurken-Sushi (2 Portionen)
Nährwerte: *1.603,7 kcal, 30,4 g Kohlenhydrate, 101,7 g Fett, 124,7 g Eiweiß*

TAG 17:

Frühstück: 159. Erdbeer-Smoothie-Bowl
Mittagessen: 19. Hackfleisch mit Blumenkohlpüree
Abendessen: 45. Vegetarisches Eiweiß-Omelett

Snack: 151. Häppchen mit Thunfisch (2 Portionen)
Nährwerte: *1.775 kcal, 51 g Kohlenhydrate, 111 g Fett, 133 g Eiweiß*

TAG 18:

Frühstück: 94. Quark mit Blaubeeren
Mittagessen: 43. Gebackener Feta mit Tomaten
Abendessen: 73. Garnelen aus dem Ofen mit Gemüse (2 Portionen)
Snack: 89. Eier-Muffins mit Schinken (3 Portionen)
Nährwerte: *1.716,6 kcal, 45 g Kohlenhydrate, 131,1 g Fett, 154,8 g Eiweiß*

TAG 19:

Frühstück: 12. Müsli mit Mango-Joghurt
Mittagessen: 25. Gebratenes Lamm mit Tomaten und Spitzpaprika (2 Portionen)
Abendessen: 158. Schnelle Gemüsepfanne
Snack: 82. Gemüse mit Kräuterquark (2 Portionen)
Nährwerte: *1.840 kcal, 66,5 g Kohlenhydrate, 103,4 g Fett, 114,9 g Eiweiß*

TAG 20:

Frühstück: 8. Rührei mit Zucchini und Tomaten (2 Portionen)
Mittagessen: 16. Schweinefilet mit Champignons und Fenchel (2 Portionen)
Abendessen: 76. Rinder-Carpaccio
Snack: 84. Parmesanchips (2 Portionen)
Nährwerte: *1.773 kcal, 33 g Kohlenhydrate, 115 g Fett, 149 g Eiweiß*

TAG 21:

Frühstück: 6. Hüttenkäse-Milchreis
Mittagessen: 30. Kokos-Curry mit Garnelen (2 Portionen)
Abendessen: 121. Brokkoli-Suppe (2 Portionen)
Snack: 92. Protein-Kekse (7 Portionen)

Nährwerte: *1.796 kcal, 49 g Kohlenhydrate, 113 g Fett, 134 g Eiweiß*

TAG 22:

Frühstück: 5. Vanille-Pancakes (2 Portionen)
Mittagessen: 46. Low-Carb-Gemüsepfanne
Abendessen: 113. Caesar Salad
Snack: 90. Quark-Brötchen mit Sonnenblumenkernen (2 Portionen)
Nährwerte: *1.727 kcal, 40,4 g Kohlenhydrate, 134,1 g Fett, 107,2 g Eiweiß*

TAG 23:

Frühstück: 2. Omelett mit Ziegenkäse
Mittagessen: 18. Wirsing-Würstchen-Pfanne
Abendessen: 120. Hüttenkäse-Salat mit Paprika (2 Portionen)
Snack: 86. Burger am Spieß (4 Spieße)
Nährwerte: *1.846 kcal, 35,8 g Kohlenhydrate, 123,4 g Fett, 142,3 g Eiweiß*

TAG 24:

Frühstück: 14. Selbstgemachter Nuss-Toast
Mittagessen: 32. Gebackener Kabeljau mit Tomaten und Mozzarella
Abendessen: 128. Blumenkohl-Suppe mit Romanesco (2 Portionen)
Snack: 83. Nuss-Riegel (3 Portionen)
Nährwerte: *1.861 kcal, 58 g Kohlenhydrate, 126 g Fett, 127 g Eiweiß*

TAG 25:

Frühstück: 4. Skyr mit Kiwi und Grapefruit
Mittagessen: 117. Käse-Wurst-Salat mit Tomaten
Abendessen: 79. Eier aus dem Ofen mit Schinken und Käse (2 Portionen)
Snack: 88. Zucchini-Chips (2 Portionen)

Nährwerte: *1.861 kcal, 58 g Kohlenhydrate, 126 g Fett, 124 g Eiweiß*

TAG 26:

Frühstück: 1. Porridge mit Kokosmehl
Mittagessen: 26. Asiatische Pfanne mit Rindfleisch (2 Portionen)
Abendessen: 69. Low-Carb-Pizza
Snack: 91. Low-Carb-Käsestangen (4 Portionen)
Nährwerte: *1.823 kcal, 58 g Kohlenhydrate, 117 g Fett, 137 g Eiweiß*

TAG 27:

Frühstück: 10. Spinat-Frühstückmuffins
Mittagessen: 42. Rahm-Rosenkohl
Abendessen: 75. Auflauf mit Lachs und Spinat (2 Portionen)
Snack: 80. Knusper-Taler (2 Portionen)
Nährwerte: *1.720 kcal, 35,3 g Kohlenhydrate, 113,6 g Fett, 134,3 g Eiweiß*

TAG 28:

Frühstück: 11. Pfirsich-Couscous
Mittagessen: 27. Hackfleisch-Auflauf
Abendessen: 107. Salat mit Brokkoli und Feta
Snack: 151. Häppchen mit Thunfisch (2 Portionen)
Nährwerte: *1.846 kcal, 57 g Kohlenhydrate, 122 g Fett, 124 g Eiweiß*

TAG 29:

Frühstück: 7. Gebackene Avocado mit Ei
Mittagessen: 22. Low-Carb-Curry mit Hähnchen (2 Portionen)
Abendessen: 118. Salat mit Rinderfiletstreifen
Snack: 81. Mandel-Cracker (2 Portionen)
Nährwerte: *1.811,2 kcal, 42,4 g Kohlenhydrate, 121,6 g Fett, 125,4 g Eiweiß*

TAG 30:

Frühstück:	13. Veganes Tofu-Rührei (2 Portionen)
Mittagessen:	28. Fischfilet auf Zucchinigemüse (2 Portionen)
Abendessen:	127. Rahmspinat-Suppe
Snack:	87. Low-Carb-Gurken-Sushi (2 Portionen)
Nährwerte:	*1.832 kcal, 40 g Kohlenhydrate, 117 g Fett, 143,5 g Eiweiß*

Anmerkung zu den Rezepten

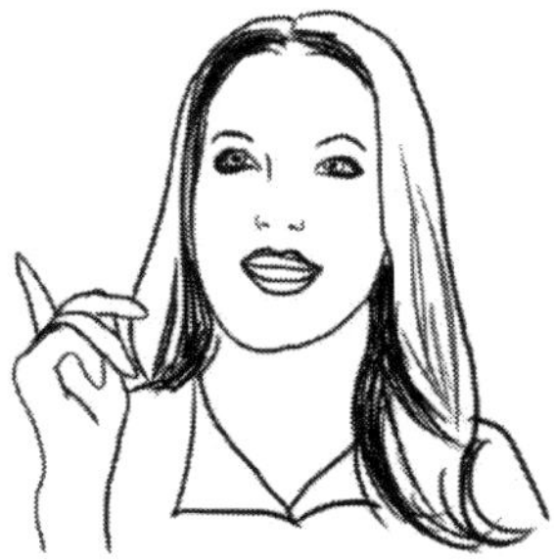

Liebe Leserin, lieber Leser,
wir haben uns für ein Rezeptbuch ohne Bilder entschieden, um Ihnen unser Buch so günstig wie möglich anbieten zu können. Bilder sind zum Einen teuer in der Produktion und zum Anderen steigen bei Fotos die Seitenzahlen, Druckkosten und somit auch der Verkaufspreis. Für uns ist es wichtig, den Verkaufspreis so günstig wie möglich zu halten und Ihnen ein Buch, was gut in der Hand liegt, anzubieten. Schließlich möchte man hier und da während des Kochens auch mal etwas nachschlagen.
Aus diesen Gründen haben wir uns entschieden, eine kompakte Rezeptesammlung ohne Fotos, dafür aber mit einem übersichtlichen und ansprechenden Buchsatz, zu erstellen.

Schnelle Low-Carb-Rezepte für Berufstätige

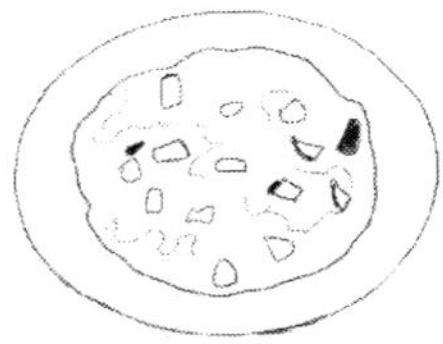

Nachdem Sie inzwischen viel Hintergrundwissen zu der Low-Carb-Ernährung im Allgemeinen, zu Meal Prep-ping und zu geeigneten und ungeeigneten Lebensmitteln haben, widmen wir uns nun dem praktischen Teil dieses Buchs. In den kommenden Kapiteln finden Sie viele unterschiedliche Gerichte, die nicht nur schnell nachgekocht werden können, sondern auch sehr simpel sind.

Die Rezepte, die wir für Sie zusammengestellt haben, sind in verschiedene Kategorien eingeteilt. So finden Sie zu Beginn Inspirationen für ein Low-Carb-Frühstück, anschließend Anregungen für Hauptgerichte mit Fisch oder Fleisch, vegetarische und vegane Gerichte und Vorschläge für das Abendessen. Außerdem finden Sie viele Ideen für Snacks, Salate, Suppen und Smoothies. Zuletzt haben wir eine Kategorie erstellt, die sich insbesondere für Berufstätige mit wenig Zeit eignet. Die Rezepte dieser Kategorie können nämlich in maximal 15 Minuten nachgekocht werden. Damit Sie genau wissen, wie viel Eiweiß, Fett und Kohlenhydrate ein Gericht enthält, finden Sie für jedes Gericht exakte Nährwertangaben sowie Kalorienangaben pro Portion. Wir empfehlen Ihnen grundsätzlich für alle Rezepte eine beschichtete Pfanne zu verwenden, da Sie dadurch Fett sparen und es nur als Geschmacksträger verwenden können.

Frühstück

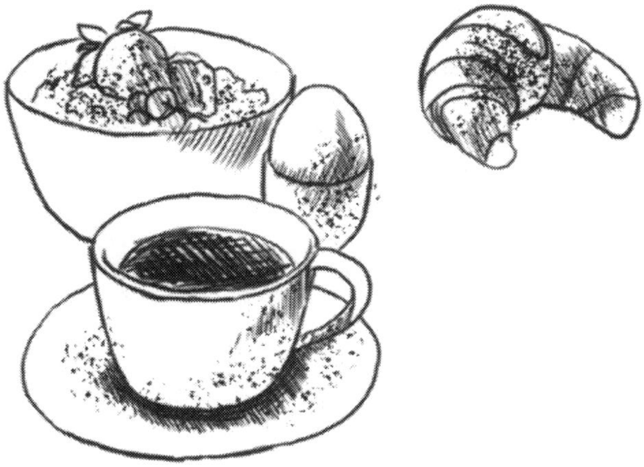

1. PORRIDGE MIT KOKOSMEHL

Nährwerte pro Portion: 326 kcal, 15 g Kohlenhydrate, 20 g Fett, 12 g Eiweiß
Zubereitungszeit: 10 Minuten

Zutaten für 2 Portionen:

75 g Kokosmehl	25 g Kokosraspeln	½ Vanilleschote
400 ml Wasser	50 ml Sahne	1 Ei
Etwas Honig oder Agavendicksaft	Eventuell Himbeeren als Topping	

Zubereitung:
In einen kleinen Topf das Kokosmehl und die Kokosraspeln geben. Das Mark der Vanilleschote entnehmen und ebenfalls hinzugeben. Wasser und Sahne hineinmischen und das Ganze erhitzen. Bei mittlerer Hitze 3 Minuten lang kochen lassen und dabei rühren. Das Ei aufschlagen und den Topf von der heißen Herdplatte nehmen. Mit dem Schneebesen das Ei einrühren. Die Masse nochmals erhitzen, etwas Agavendicksaft oder Honig hinzufügen und abschmecken. Porridge mit Himbeeren oder anderen Toppings nach Wahl garnieren.

2. OMELETT MIT ZIEGENKÄSE

Nährwerte pro Portion: 520 kcal, 7 g Kohlenhydrate, 41 g Fett, 28 g Eiweiß
Zubereitungsdauer: 30 Minuten

Zutaten für 2 Portionen:

1 rote Zwiebel	½ Bund Lauchzwiebeln	100 g Ziegenweichkäse
4 Eier	2 EL Schlagsahne	Etwas Salz und Pfeffer
25 g Walnusskerne	1 TL Öl	2 TL Ahornsirup

Zubereitung:
Zwiebeln schälen, Lauchzwiebeln putzen und waschen. Beides in Ringe schneiden. Ziegenkäse in gleich große Scheiben zerteilen. Eier mit Schlagsahne verrühren, Salz und Pfeffer hinzugeben. Walnüsse in die Pfanne geben und kurz rösten. Herausnehmen und Öl in der Pfanne erhitzen. Lauchzwiebeln und Zwiebeln anbraten, dann herausnehmen. Wieder etwas Öl in der Pfanne erhitzen. Hälfte der Eier-Sahne-Mischung hineingeben. Deckel auf die Pfanne geben und bei schwacher Hitze stocken lassen. Nach 5 Minuten auf eine Hälfte etwas Ziegenkäse und die halbe Menge der Zwiebeln verstreuen. Das Omelett umklappen und umdrehen. Nach ein paar Minuten aus der Pfanne nehmen. Das Vorgehen für das zweite Omelett wiederholen. Beide mit Walnüssen und Sirup garnieren und servieren.

3. CHIA-PUDDING MIT PAPAYA

Nährwerte pro Portion: 403 kcal, 14 g Kohlenhydrate, 28 g Fett, 11 g Eiweiß
Zubereitungsdauer: 15 Minuten

Zutaten für 1 Portion:

125 ml Sojamilch
1 Papaya
Etwas Xylit (als Sirup)
25 g Chiasamen
2 EL Pistazienkerne
10 g Kokosraspeln
12 g Macadamianüsse

Zubereitung:

Sojamilch, Kokosraspeln und Chiasamen in einer Schüssel vermischen. Für 30 Minuten in den Kühlschrank stellen und quellen lassen. Alle 10 Minuten umrühren. Währenddessen Papaya schälen, halbieren und Kerne entfernen. Papaya klein schneiden. Pistazienkerne und Macadamianüsse grob zerkleinern. Chia-Pudding aus dem Kühlschrank nehmen und mit Xylit verfeinern. Pudding in eine Schale füllen, Nüsse und Pistazien darüberstreuen und genießen.

4. SKYR MIT KIWI UND GRAPEFRUIT

Nährwerte pro Portion: 299 kcal, 20 g Kohlenhydrate, 11 g Fett, 26 g Eiweiß
Zubereitungsdauer: 15 Minuten

Zutaten für 2 Portion:

5 g Kokoschips
7,5 g Walnusskerne
1 Kiwi
7,5 g Pistazienkerne
7,5 g Cashewkerne
400 g Skyr
7,5 g Mandelkerne
½ Grapefruit
4 g gepufftes Amaranth

Zubereitung:

In einer heißen Pfanne Kokoschips und Kerne ohne Fett und bei mittlerer Hitze anrösten. Nach 3–4 Minuten aus der Pfanne nehmen. Kiwi und Grapefruit schälen. Beides in Scheiben schneiden. Grapefruit-Scheiben noch weiter zerkleinern, am besten vierteln. Zwei Schälchen bereitstellen und Skyr hineinfüllen. Grapefruit und Kiwi über den Skyr verteilen. Mit angerösteten Kernen, Kokoschips und Amaranth servieren.

5. VANILLE-PANCAKES

Nährwerte pro Portion: 345 kcal, 9 g Kohlenhydrate, 27 g Fett, 15 g Eiweiß
Zubereitungsdauer: 30 Minuten

Zutaten für 4 Portionen:

75 g gemahlene Mandeln
180 g Magerquark
3 EL Öl
200 g griechischer Joghurt (10 % Fett)
1 TL Backpulver
1 TL Vanilleextrakt
100 g Blaubeeren
3 Eier
Etwas Zimt
1 EL Stevia, flüssig

Zubereitung:

Mandeln mit Backpulver vermischen. Eier und Quark hinzugeben und alles verrühren. Ca. 5 Minuten lang quellen lassen. Vanilleextrakt und Zimt hineinmischen. Eine große Pfanne nehmen und das Öl darin erhitzen. Pro Pancake 1 EL Teig in die Pfanne geben. Zwischen den Pancakes Platz lassen. Teig für ca. 5 Minuten bei mittlerer Hitze backen, dazwischen einmal wenden. In der Zwischenzeit Blaubeeren waschen. Die Pancakes auf einen Teller geben, eventuell Stevia darauf verteilen. Neben den Pancakes den griechischen Joghurt und die gewaschenen Beeren anrichten.

6. HÜTTENKÄSE-„MILCHREIS"

Nährwerte pro Portion: 341 kcal, 15 g Kohlenhydrate, 11 g Fett, 40 g Eiweiß
Zubereitungsdauer: 15 Minuten

Zutaten für 1 Portion:

100 ml Milch oder Mandelmilch
Etwas Zimt, gemahlen
20 g Eiweißpulver
150 g Hüttenkäse
1 TL Stevia-Streupulver
100 g Beeren (Himbeeren /Erdbeeren/Brombeeren)

Zubereitung:

In einem kleinen Topf Milch erwärmen. Eiweißpulver, Stevia-Streupulver und Zimt langsam hinzugeben und mit Schneebesen einrühren. Wenn die Zutaten zu einer cremigen Masse geworden sind, vorsichtig den Hüttenkäse in den Topf geben. Mit einem Rührlöffel umrühren und den Hüttenkäse unterheben. Die Mischung warm werden lassen. Zum Servieren den Hüttenkäse-Milchreis in ein Schälchen füllen. Die Beeren als Topping darüberstreuen.

7. GEBACKENE AVOCADO MIT EI

Nährwerte pro Portion: 463 kcal, 16 g Kohlenhydrate, 38 g Fett, 20 g Eiweiß
Zubereitungsdauer: 15 Minuten

Zutaten für 1 Portion:

1 Avocado
2 TL Katenschinkenwürfel
Etwas Zitronensaft
2 Eier
Etwas Salz und Pfeffer
Etwas Petersilie

Zubereitung:

Avocado der Länge nach halbieren, den Stein herausnehmen, aber die Schale nicht entfernen. Die beiden offenen Seiten mit Zitronensaft einstreichen. Mit Salz und Pfeffer würzen. Auf der anderen Seite der Avocado-Hälften jeweils eine Scheibe abschneiden, damit die Hälften besser stehen. Die Vertiefungen der beiden Hälften jeweils mit einem rohen Ei und einem Teelöffel Schinkenwürfel befüllen. Die Avocado-Hälften bei 180 °C 15 Minuten lang backen. Sobald das Eiweiß gestockt ist, die Avocado aus dem Ofen nehmen. Über die Hälften etwas Petersilie verteilen und anrichten.

8. RÜHREI MIT ZUCCHINI UND TOMATEN

Nährwerte pro Portion: 218 kcal, 3 g Kohlenhydrate, 16 g Fett, 14 g Eiweiß
Zubereitungsdauer: 10 Minuten

Zutaten für 3 Portionen:

75 g Kirschtomaten
8 Eier
1 EL Butter
80 g Zucchini
4 EL Milch
Etwas rosenscharfes Paprikapulver
½ Zwiebel
Etwas Salz und Pfeffer

Zubereitung:

Zucchini und Kirschtomaten waschen. Zucchini in kleine Stücke schneiden, Kirschtomaten halbieren. Zwiebel schälen und in Würfelchen schneiden. Eier und Milch in eine Schüssel geben. Mit einem Schneebesen verquirlen, sodass eine schaumige Flüssigkeit entsteht. Mischung mit Salz, Pfeffer und Paprikapulver würzen. In einer Pfanne Butter erhitzen. Zwiebel, Zucchini und Kirschtomaten kurz anbraten und währenddessen würzen. Die Eier-Milch-Mischung hinzugeben. Wenn die Eier anfangen zu stocken, die Masse mit einem Pfannenwender vom Rand der Pfanne ablösen. Mit dem Pfannenwender immer wieder in Richtung Mitte schieben. Bei schwacher Hitze die Eier komplett stocken lassen. Das Rührei auf einem Teller servieren.

9. PORRIDGE AUS LEINSAMEN MIT HEIDELBEEREN

Nährwerte pro Portion: 454 kcal, 7 g Kohlenhydrate, 40 g Fett, 9 g Eiweiß
Zubereitungsdauer: 10 Minuten

Zutaten für 1 Portion:

15 g Leinsamen, geschrotet
15 g Chiasamen
15 g Kokosflocken
15 g Erythrit oder Xylit
80–100 ml heißes Wasser
100 ml Kokosmilch
40 g Heidelbeeren

Zubereitung:

Die Leinsamen und Chiasamen in eine Schüssel geben und vermischen. Kokosflocken und Zuckerersatz hinzufügen. Heißes Wasser über die Mischung gießen und sie kurz quellen lassen. Alles verrühren, bis ein zäher Brei entsteht. Die Kokosmilch langsam in die Mischung schütten und einrühren. Wenn eine Porridge-Konsistenz erreicht ist, das Rühren beenden. Falls der Brei zu flüssig ist, weitere Kokosflocken hinzufügen. Den Porridge gleich mit gewaschenen Heidelbeeren garnieren oder über Nacht in den Kühlschrank stellen und am nächsten Tag verzehren.

10. SPINAT-FRÜHSTÜCKSMUFFINS

Nährwerte pro Portion: 372 kcal, 6 g Kohlenhydrate, 25 g Fett, 30 g Eiweiß
Zubereitungsdauer: 30 Minuten

Zutaten für 2 Portionen:

250 g Kirschtomaten
250 g Champignons
15 ml Olivenöl
Etwas Salz und Pfeffer
4 Eier
100 g TK-Blattspinat, aufgetaut
100 g Schinkenspeck, in 4 Scheiben

Zubereitung:

Backofen auf 195 °C Ober-/Unterhitze (175 °C Umluft) vorheizen. Die Kirschtomaten waschen, die Champignons halbieren oder vierteln. Beide Zutaten in eine Auflaufform streuen. Olivenöl darüber verteilen, mit Salz und Pfeffer würzen. Die Eier aufschlagen und mit dem aufgetauten Blattspinat vermischen. Die Mischung salzen und pfeffern. Schinkenspeck in 4 Muffinformen verteilen und die Ei-Spinat-Mischung hineinfüllen. Die Muffins 10 Minuten lang im Ofen backen. Den Ofen öffnen und die Auflaufform mit Champignons und Tomaten neben die Muffinform stellen. Nach weiteren 10 Minuten die Muffins und die Auflaufform herausholen, abkühlen lassen und dann anrichten.

11. PFIRSICH-COUSCOUS

Nährwerte pro Portion: 314 kcal, 22 g Kohlenhydrate, 18 g Fett, 12 g Eiweiß
Zubereitungsdauer: 10 Minuten

Zutaten für 1 Portion:

20 g Couscous
100 g Quark mit 40 % Fett
50 g kochend heißes Wasser
1 TL weißes Mandelmus
50 g Pfirsich

Zubereitung:

Ein Schälchen bereitstellen und Couscous hineinfüllen. Kochendes Wasser vorsichtig über den Couscous gießen. Gut abdecken und mindestens 10 Minuten lang quellen lassen. Pfirsich waschen, halbieren und den Stein entfernen. Das Fruchtfleisch in kleine Stücke schneiden, in einen Rührbecher geben, Mandelmus und Quark hinzufügen und die Zutaten pürieren. Sobald die Konsistenz cremig ist, das Pürieren beenden. Couscous und Pfirsich-Quark-Mischung vermengen und in einer Schale anrichten.

12. MÜSLI MIT MANGO-JOGHURT

Nährwerte pro Portion: 385 kcal, 15 g Kohlenhydrate, 29 g Fett, 14 g Eiweiß
Zubereitungsdauer: 10 Minuten

Zutaten für 1 Portion:

15 g Leinsamen
15 g Mandeln
150 g Naturjoghurt (0,5% Fett)
15 g Pekannüsse
50 g Mango (alternativ 80 g Aprikosen)

Zubereitung:

Leinsamen in eine Schüssel geben. Pekannüsse und Mandeln grob zerkleinern und zu den Leinsamen hinzufügen. Alles mit einem Löffel vermischen. Mango schälen und Stein entfernen. Mango mit dem Messer klein schneiden und mit dem Joghurt in einen hohen Becher füllen. Beides mit einem Mixstab pürieren, bis eine glatte Masse entstanden ist. Die Leinsamen-Mischung mit dem Mango-Joghurt übergießen. Fertig!

13. VEGANES TOFU-RÜHREI

Nährwerte pro Portion: 226 kcal, 5 g Kohlenhydrate, 15 g Fett, 17 g Eiweiß
Zubereitungsdauer: 15 Minuten

Zutaten für 2 Portionen:

200 g Tofu fest	½ Frühlingszwiebel	1 Schalotte
2 EL Olivenöl	Etwas Salz und Pfeffer	½ TL Kurkumapulver
Etwas Paprikapulver	4 EL Sojajoghurt	Etwas Muskatnuss, getrocknet

Zubereitung:

Tofu nach dem Abtropfen grob in Scheiben schneiden. Scheiben mithilfe der Hände in kleine Stücke zerteilen, die nicht gleich groß sein müssen. Frühlingszwiebel waschen, putzen und kleine Ringe abschneiden. Schalotte schälen und in Würfel schneiden. In der Pfanne Öl erhitzen, zerkleinerte Schalotte und Tofu-Stücke hinzufügen. Beides anbraten und immer wieder umrühren. Den Herd zurückdrehen und das vegane Rührei mit Salz, Pfeffer, Kurkuma und Paprikapulver würzen. Sojajoghurt dazugeben, umrühren und wenige Minuten lang köcheln lassen. Frühlingszwiebel und Muskatnuss am Ende hinzufügen. Das vegane Rührei auf einem Teller servieren.

14. SELBSTGEMACHTER NUSS-TOAST

Nährwerte pro Portion: 440 kcal, 9 g Kohlenhydrate, 30 g Fett, 26 g Eiweiß
Zubereitungsdauer: 30 Minuten

Zutaten für 2 Portionen:

70 g Haselnüsse, gemahlen	10 g Chiasamen	10 g Flohsamen
30 g Mandelmehl	3 g Backpulver	5 g Natron
Etwas Salz	10 g Walnüsse	150 g Magerquark
1 Ei	20 ml Mineralwasser	

Zubereitung:

Backofen auf 200 °C Ober-/Unterhitze (180 °C Umluft) vorheizen. Haselnüsse, Chiasamen, Flohsamen, Mandelmehl, Backpulver, Natron und Salz in eine Schüssel geben. Walnüsse fein zerkleinern und hinzufügen. Zutaten gut vermischen. Magerquark und Ei verrühren. Diese Mischung ebenfalls in die Schüssel mit der Nuss-Samen-Masse füllen und mit dem Handrührgerät vermengen. Mit Mineralwasser aufgießen und weiterrühren, bis ein Teig entstanden ist. Den Teig auf einem Backbleck mit Backpapier zu 5 kleinen Toasts formen. Für ca. 15 Minuten im Ofen backen. Toasts mit Toppings nach Wahl servieren.

Hauptgerichte mit Fleisch und Geflügel

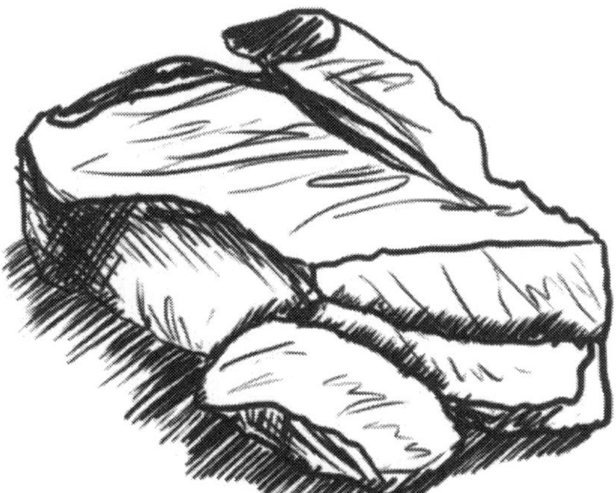

15. HÄHNCHEN-PAPRIKA-PFANNE

Nährwerte pro Portion: 185 kcal, 6 g Kohlenhydrate, 7 g Fett, 22 g Eiweiß
Zubereitungsdauer: 20 Minuten

Zutaten für 2 Portionen:

½ Knoblauchzehe	½ rote Paprikaschote	1 Tomate
1 EL Olivenöl	200 g Hähnchenbrustfilet	1 EL Basilikum
125 ml Sahne zum Kochen	1 EL Tomatenmark	1 TL Gemüsebrühe
Etwas Salz und Pfeffer		

Zubereitung:
Knoblauch mit dem Messer hacken. Paprika und Tomaten waschen und in Stücke schneiden. Hähnchen in kleine Streifen schneiden. In einer Pfanne Olivenöl erhitzen, Hähnchen darin braten. Zuerst salzen und pfeffern, dann Knoblauch und Paprika hinzufügen. Alles gemeinsam weiterbraten. Sahne in eine Schüssel füllen. Gemüsebrühe und Tomatenmark hinzugeben, alles gut vermengen. Mischung zusammen mit Basilikum und Tomatenstückchen zum Hähnchen geben. Hähnchen-Paprika Pfanne kurz aufkochen lassen und vor dem Servieren nochmal abschmecken.

16. SCHWEINEFILET MIT CHAMPIGNONS UND FENCHEL

Nährwerte pro Portion: 356 kcal, 8 g Kohlenhydrate, 20 g Fett, 34 g Eiweiß
Zubereitungsdauer: 40 Minuten

Zutaten für 2 Portionen:

1 Fenchelknolle	150 g Champignons	2 EL Olivenöl
250 g Schweinefilet	100 ml Sahne zum Kochen	100 ml Gemüsebrühe
2 TL Zitronensaft	Etwas Thymian	3 Stiele Petersilie

Zubereitung:
Fenchelknolle waschen und Champignons putzen. Fenchel in dünne Streifen schneiden. Champignons halbieren und Petersilie grob hacken. ½ EL Öl in einer Pfanne erhitzen und Champignons anbraten. In einer zweiten Pfanne ½ EL Öl erhitzen. Fenchel hineingeben und 7 Minuten garen. Fenchelstreifen mit Salz und Pfeffer würzen. Champignons und Fenchel auf Teller legen. Aus Schweinefilet 6 Medaillons schneiden. Restliches Öl darüber verteilen, salzen und pfeffern. Fleisch in einer Pfanne für 2 Minuten pro Seite braten. Gemüsebrühe und Sahne hinzufügen und aufkochen lassen. Mit Zitronensaft und Thymian verfeinern, dann das Gemüse dazugeben. Alles 2 Minuten kochen lassen. Die Speise auf einem Teller anrichten und mit Petersilie dekorieren.

17. GEMÜSEGRATIN MIT HÄHNCHEN

Nährwerte pro Portion: 691 kcal, 12 g Kohlenhydrate, 29 g Fett, 88 g Eiweiß
Zubereitungsdauer: 30 Minuten

Zutaten für 1 Portion:

80 g Brokkoli
4 Kirschtomaten
60 g Mozzarella, gerieben
Etwas Salz und Pfeffer
2 Stangensellerie
250 g Hähnchenbrustfilet
60 g Mozzarella am Stück
1 Karotte
Etwas Salz und Pfeffer
1 EL Milch

Zubereitung:

Ofenfeste Auflaufform vorbereiten. Backofen auf 210 °C Ober-Unterhitze (190 °C Umluft) vorheizen. Gemüse waschen und eventuell schälen. Alles in kleine Stücke schneiden. Hähnchenbrustfilet waschen, trockentupfen und zusammen mit dem Gemüse (ohne die Tomaten) in die Auflaufform geben. Fleisch und Gemüse salzen und pfeffern. Hälfte des geriebenen Mozzarellas darüberstreuen. Frischen Mozzarella klein schneiden. Mit den Kirschtomaten in der Auflaufform verstreuen. Zweite Hälfte des geriebenen Mozzarellas verteilen. Auflauf für ca. 10 Minuten im Ofen backen. Kurz herausnehmen und den Auflauf mit 1 EL Milch übergießen. Für weitere 10 Minuten in den Ofen schieben. Auflauf servieren.

18. WIRSING-WÜRSTCHEN-PFANNE

Nährwerte pro Portion: 536 kcal, 9 g Kohlenhydrate, 44 g Fett, 22,5 g Eiweiß
Zubereitungsdauer: 20 Minuten

Zutaten für 2 Portionen:

400 g Wirsing
Etwas Salz und Pfeffer
1 EL Olivenöl
Etwas Muskat
150 ml Sahne
150 g Würstchen (z.B. Pfefferbeißer, Käsekrainer oder beliebige würzige Wurst)

Zubereitung:

Wirsing waschen und in zwei Hälften teilen. Beide Hälften in dünne Streifen schneiden. In einer Pfanne Öl erhitzen. Wirsing in die heiße Pfanne geben und kurz anbraten. Dann die Sahne hinzufügen und den Wirsing 5 Minuten lang mit geschlossenem Deckel darin schmoren lassen. Den Kohl salzen, pfeffern und mit Muskat würzen. In der Zwischenzeit Würstchen in Scheiben schneiden. Die Würstchen in den Sahne-Wirsing geben und umrühren. Bei mittlerer Hitze wenige Minuten ziehen lassen, dann auf einem Teller anrichten.

19. HACKFLEISCH MIT BLUMENKOHLPÜREE

Nährwerte pro Portion: 490 kcal, 13 g Kohlenhydrate, 31 g Fett, 34 g Eiweiß
Zubereitungsdauer: 25 Minuten

Zutaten für 1 Portion:

150 g Blumenkohl	50 ml Milch	30 g Zwiebel	1 EL Olivenöl
Etwas Salz u. Pfeffer	Etwas Muskat, gemahlen	60 g Lauch	
1 EL Crème Fraîche	120 g Hackfleisch, Rind	50 ml Gemüsebrühe	

Zubereitung:

Blumenkohl putzen und Röschen lösen, diese dann waschen. Wasser in einem Topf zum Kochen bringen, dann Salz hineinstreuen. Die Blumenkohlröschen 10 Minuten darin kochen. Blumenkohl abgießen. Zusammen mit Milch und Crème Fraîche in den Topf füllen. Alles mit einem Stabmixer pürieren und mit Salz, Pfeffer und Muskat würzen. Püree bei niedriger Temperatur auf den Herd stellen. Lauch waschen und in Ringe zerteilen. Zwiebel hacken. In einer Pfanne Öl erhitzen. Hackfleisch hineingeben und kurz anbraten. Nach wenigen Minuten Zwiebel hinzufügen. Geschnittenen Lauch zum Hackfleisch geben. Mit Gemüsebrühe übergießen und kurz köcheln lassen. Hackfleisch mit Blumenkohlpüree anrichten.

20. PUTENGESCHNETZELTES

Nährwerte pro Portion: 488 kcal, 11 g Kohlenhydrate, 23 g Fett, 43 g Eiweiß
Zubereitungsdauer: 30 Minuten

Zutaten für 1 Portion:

150 g Putenschnitzel	1 EL Rapsöl	1 Knoblauchzehe
30 g Zwiebel	100 g Champignons	150 ml Gemüsebrühe
20 g Frühlingszwiebel	Etwas Schnittlauch	Etwas Petersilie
100 g Creme légère	Etwas Salz und Pfeffer	

Zubereitung:

Putenschnitzel waschen und trockentupfen. In gleich große Stücke schneiden. In einer Pfanne Öl erhitzen und Putenstreifen braten. Fertige Streifen herausnehmen und auf einen Teller legen. Knoblauch und Zwiebel mit dem Messer hacken. Champignons putzen und klein schneiden. In der Pfanne einige Minuten lang anbraten. Gemüsebrühe hinzugeben und kurz köcheln lassen. Schnittlauch, Petersilie und Frühlingszwiebel fein hacken. Gemeinsam mit der Creme légère in die Pfanne mit den Champignons geben. Alles gut vermischen. Putenstreifen hinzufügen. Die Pfanne kurz ein letztes Mal erwärmen, das Geschnetzelte salzen und pfeffern, dann servieren.

21. HÄHNCHENBRUST MIT BROKKOLI UND CHAMPIGNONS

Nährwerte pro Portion: 323 kcal, 7 g Kohlenhydrate, 6 g Fett, 55 g Eiweiß
Zubereitungsdauer: 15 Minuten

Zutaten für 1 Portion:

100 g Champignons	200 g Brokkoli	Etwas Salz
1 TL Olivenöl	200 g Hähnchenbrustfilet	Etwas Pfeffer
Kräuter nach Belieben		

Zubereitung:
Champignons putzen und in Scheiben schneiden. Brokkoli waschen und in Röschen zerkleinern. In einem Topf Wasser zum Kochen bringen, etwas Salz hineinstreuen. Brokkoli für 10 Minuten darin kochen lassen. Aus dem Topf nehmen und kurz mit kaltem Wasser übergießen. Öl in einer Pfanne erhitzen. Champignons hineingeben und wenige Minuten lang braten, dann herausnehmen. Hähnchenbrust mit Salz und Pfeffer würzen und in die Pfanne geben. Fleisch mehrere Minuten lang von einer Seite anbraten. Wenden und auch von der zweiten Seite gut anbraten. Gemüse und Hähnchenbrust auf einem Teller anrichten. Kräuter der Wahl darüberstreuen und genießen.

22. LOW-CARB-CURRY MIT HÄHNCHEN

Nährwerte pro Portion: 370 kcal, 7 g Kohlenhydrate, 24 g Fett, 32 g Eiweiß
Zubereitungsdauer: 20 Minuten

Zutaten für 2 Portionen:

250 g Hähnchenfilet	½ Knoblauchzehe	½ Zwiebel
2 Tomaten	1 EL Öl	Etwas Currypulver
200 ml Kokosmilch	125 g Blattspinat	Etwas Salz und Pfeffer

Zubereitung:
Hähnchenfilet waschen und trockentupfen. Dann in kleine Streifen schneiden. Knoblauch schälen und mit einer Knoblauchpresse zerkleinern. Zwiebel schälen und in Würfelchen schneiden. Tomaten waschen, halbieren und klein schneiden. In einer Pfanne etwas Öl erhitzen und Hähnchen 5 Minuten lang darin braten. Knoblauch und Zwiebel-würfelchen hinzufügen, nach 2 weiteren Minuten Currypulver über das Fleisch streuen. Tomatenwürfel in die Pfanne geben. Einige Minuten alles garen. Kokosmilch vorsichtig hineingießen, das Curry für 10 Minuten köcheln lassen. Blattspinat waschen und ebenfalls in die Pfanne geben. Warten, bis der Spinat zusammenfällt. Zuletzt das Curry salzen und pfeffern, dann auf einem Teller anrichten.

23. PARMESANSCHNITZEL MIT TOMATENSALAT

Nährwerte pro Portion: 585 kcal, 11 g Kohlenhydrate, 41 g Fett, 42 g Eiweiß
Zubereitungsdauer: 35 Minuten

Zutaten für 2 Portionen:
1 EL Olivenöl
1 Ei
1 EL Sahne
50 g Parmesan
1 EL Mandeln, gemahlen
Etwas Oregano
Etwas Basilikum
250 g Schweineschnitzel

Für den Salat:
10 Kirschtomaten
1 Schalotte
1 EL Olivenöl
2 TL Balsamico-Essig
Etwas Erythrit
Etwas Salz und Pfeffer

Zubereitung:
Eine Auflaufform bereitstellen und den Boden mit Öl einstreichen. Backofen auf 190 °C Ober-/Unterhitze (170 °C Umluft) vorheizen. In eine Schale Ei aufschlagen und mit Sahne verquirlen. In eine zweite Schale Parmesan reiben. Mandeln, Kräuter, Salz und Pfeffer hinzufügen. Schweineschnitzel platt klopfen. Zuerst in der Schale mit der Ei-Mischung wenden, dann in der Parmesan-Mischung mehrmals umdrehen. Paniertes Fleisch in der Form 20 Minuten im Ofen backen. Kirschtomaten waschen und halbieren. Schalotte schälen, in Würfel schneiden und zu den Tomaten geben. Olivenöl und Balsamico-Essig hinzufügen, mit Erythrit, Salz und Pfeffer abschmecken. Salat gut vermischen und zu den Schnitzeln anrichten.

24. RINDERSTEAK MIT SPECKBOHNEN

Nährwerte pro Portion: 313 kcal, 7 g Kohlenhydrate, 15 g Fett, 36 g Eiweiß
Zubereitungsdauer: 25 Minuten

Zutaten für 2 Portionen:

½ Zwiebel	1 EL Öl	35 g Speckwürfel
200 g TK-Bohnen (grüne Bohnen)	1 TL Bohnenkraut	Etwas Salz und Pfeffer
300 g Rindersteak, mariniert		

Zubereitung:

Zwiebel schälen und würfeln. In einer Pfanne Öl erhitzen und die Zwiebel anbraten. Nach wenigen Minuten Speckwürfel hinzufügen. TK-Bohnen dazugeben und alles vermischen. Mit Bohnenkraut, Salz und Pfeffer verfeinern. Die Speckbohnen ca. 10–15 Minuten lang anbraten. In einer zweiten Pfanne mariniertes Rindersteak in Öl anbraten. Von beiden Seiten für jeweils 5 Minuten braten. Speckbohnen und Steak anrichten. Guten Appetit!

25. GEBRATENES LAMM MIT TOMATEN UND SPITZPAPRIKA

Nährwerte pro Portion: 392 kcal, 10 g Kohlenhydrate, 16 g Fett, 33 g Eiweiß
Zubereitungsdauer: 30 Minuten

Zutaten für 2 Portionen:

1 kleine Zwiebel	1 Knoblauchzehe	12 Kirschtomaten
300 g grüne Spitzpaprikaschote	300 g Lammfilet	Etwas Salz und Pfeffer
2 EL Olivenöl	175 ml Gemüsebrühe	

Zubereitung:

Knoblauch und Zwiebel schälen. Beides in Scheiben schneiden. Kirschtomaten waschen und halbieren. Spitzpaprikaschoten in zwei Hälften schneiden, Kerne entfernen und waschen. Hälften in dünne Streifen schneiden. Lammfilet waschen, trockentupfen, mit Salz und Pfeffer würzen. In einer Pfanne 4 Minuten lang in Öl anbraten. Herausnehmen und auf Teller mit Alufolie zudecken. In der Pfanne Paprikastreifen, Zwiebel- und Knoblauchscheiben anbraten. Nach einer Minute Tomaten hinzufügen und umrühren. Mit etwas Pfeffer würzen. Paprika-Tomaten-Mischung mit Gemüsebrühe übergießen. Alles mindestens 3 Minuten lang köcheln lassen. Lammfilet erneut in die Pfanne legen. Gemeinsam mit dem Gemüse 2–3 Minuten erwärmen. Das Lamm zusammen mit dem Gemüse servieren.

26. ASIATISCHE PFANNE MIT RINDFLEISCH

Nährwerte pro Portion: 283 kcal, 15 g Kohlenhydrate, 7 g Fett, 34 g Eiweiß
Zubereitungsdauer: 25 Minuten

Zutaten für 2 Portionen:

1 TL Stärke
250 g Rindfleisch
100 g Champignons
Etwas Ingwer
Etwas Pfeffer
2 EL Sojasauce
160 g Paprika
100 g Karotten
1 Knoblauchzehe
Etwas Brühe
1 EL Fischsauce
250 g grüne Bohnen
60 g Frühlingszwiebeln
Etwas Kokosöl

Zubereitung:

Eine Tüte mit Fischsauce, Sojasauce und Stärke befüllen. Alles vermischen. Rindfleisch in Streifen schneiden und mit der Mischung aus der Tüte marinieren. Gemüse waschen und in kleine Stücke schneiden. Ingwer und Knoblauch schälen, dann fein hacken. In einer Pfanne Kokosöl erhitzen. Rindfleischstreifen darin für 5 Minuten anbraten. Herausnehmen und Gemüse mit Ingwer und Knoblauch für 3 Minuten braten. Herd herunterdrehen und die Fleischstreifen zum Gemüse geben. Mit Brühe ablöschen, pfeffern, dann auf einem Teller servieren.

27. HACKFLEISCH-AUFLAUF

Nährwerte pro Portion: 440 kcal, 9 g Kohlenhydrate, 31 g Fett, 29 g Eiweiß
Zubereitungsdauer: 40 Minuten

Zutaten für 3 Portionen:

1 Knoblauchzehe	2 Zwiebeln	1 rote Paprika
1 grüne Paprika	1 EL Olivenöl	1 TL Gulaschgewürz
1 EL Tomatenmark	Etwas Salz und Pfeffer	250 g Hackfleisch, gemischt
100 g Reibekäse	100 g Frischkäse	

Zubereitung:

Backofen auf 180 °C Ober-/Unterhitze (160 °C Umluft) vorheizen. Knoblauch und Zwiebel schälen, beides grob hacken. Paprika waschen und grob schneiden. Zwiebel in einer Pfanne mit Öl bei hoher Temperatur anbraten. Paprika nach 3–4 Minuten hinzugeben und ebenfalls wenige Minuten braten. Dann Knoblauch hinzufügen. Herd zurückdrehen. Tomatenmark und Gulaschgewürz in die Pfanne geben und untermischen. Alles mit Salz und Pfeffer würzen. Das Gemüse in eine Auflaufform füllen. In der gleichen Pfanne Hackfleisch anbraten. Salzen und pfeffern und ebenfalls in Auflaufform geben. Alles vermischen. Frischkäse und Reibekäse auf Mischung verteilen. Auflauf für 15 Minuten im Ofen backen. Dann herausnehmen und servieren.

Hauptgerichte mit Fisch und Meeresfrüchten

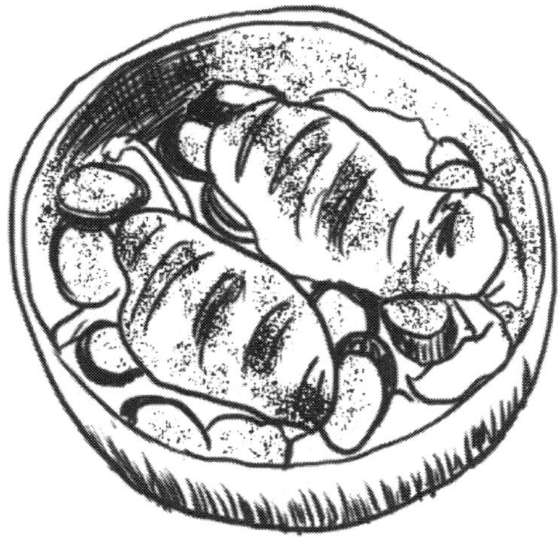

28. FISCHFILET AUF ZUCCHINIGEMÜSE

Nährwerte pro Portion: 235 kcal, 4 g Kohlenhydrate, 9 g Fett, 32 g Eiweiß
Zubereitungsdauer: 20 Minuten

Zutaten für 1 Portion:

150 g Fischfilet (Seelachs oder Tilapia)	1 Frühlingszwiebel	75 g Zucchini
½ Zitrone	1 Stiel Petersilie	1 EL Olivenöl
Etwas Salz und Pfeffer	25 ml Fischfond	

Zubereitung:
Fisch abwaschen und trockentupfen. Frühlingszwiebel und Zucchini waschen und putzen. Frühlingszwiebel in Ringe, Zucchini in Würfelchen schneiden. Zitrone auspressen. Petersilie waschen und grob hacken. In einer Pfanne etwas Öl erhitzen. Zucchini- und Frühlingszwiebelstücke hineingeben und bei mittlerer Hitze dünsten. Nach 3 Minuten vom Herd nehmen, salzen und pfeffern, dann ziehen lassen. In einer zweiten Pfanne übriges Öl erhitzen. Fischfilet von beiden Seiten anbraten. Fisch salzen und pfeffern. Zucchinigemüse auf Teller geben, Fischfilet darauflegen. Zu Fisch-Bratensatz Fischfond geben und damit ablöschen. Alles kurz köcheln lassen, dann Zitronensaft hinzufügen und mit Salz und Pfeffer würzen. Sauce mit Petersilie verfeinern und anrichten.

29. LACHS MIT OFENGEMÜSE

Nährwerte pro Portion: 488 kcal, 11 g Kohlenhydrate, 31 g Fett, 40 g Eiweiß
Zubereitungsdauer: 45 Minuten

Zutaten für 2 Portionen:

250 g Lachsfilet	Etwas Salz und Pfeffer	1 mittelgroße Paprikaschote
150 g Zucchini	300 g Kirschtomaten	150 g Champignons
100 g Schafskäse	2 Knoblauchzehen	Etwas Chili-Öl

Zubereitung:
Backofen auf 180 °C Ober-/Unterhitze (160 °C Umluft) vorheizen. Lachsfilet waschen und trockentupfen, dann salzen und pfeffern. Zucchini, Paprika und Tomaten waschen. Kirschtomaten halbieren, Paprika in Streifen, Zucchini und Champignons in Scheiben schneiden. Schafskäse würfeln. Knoblauch hacken. Gemüse in eine Schüssel geben. Knoblauch, Salz und Pfeffer hinzugeben und alles vermischen. Backblech bereitstellen. Zwei Lagen Alufolie zu kleiner Schüssel formen, dafür Ränder nach oben knicken. Gemüse hineingeben. Lachs mit etwas Chili-Öl verfeinern und auf das Gemüse legen. Schafskäse darüber verteilen. Alles im Backofen für 30 Minuten garen, dann servieren.

30. KOKOS-CURRY MIT GARNELEN

Nährwerte pro Portion: 280 kcal, 6 g Kohlenhydrate, 19 g Fett, 20 g Eiweiß
Zubereitungsdauer: 20 Minuten

Zutaten für 2 Portionen:

100 g Kirschtomaten	200 g Garnelen (ohne Schale und Kopf)	½ rote Chilischote
1 EL Öl	2 TL Currypulver	200 ml Kokosmilch
Etwas Salz	Etwas Zuckerersatz	½ Limette
Etwas Koriander, frisch		

Zubereitung:
Kirschtomaten waschen und halbieren. Garnelen abwaschen und trockentupfen. Chilischote putzen, aufschneiden und Kerne entfernen. Dann waschen und in kleine Stücke schneiden. Etwas Öl in einem Topf erhitzen. Chili und Curry hineingeben und kurz dünsten. Kokosmilch und 125 ml Wasser hineingeben. Alles kurz aufkochen lassen. Etwas Salz und Zuckerersatz hinzufügen. Garnelen und Tomaten in den Topf geben. Das Curry 5 Minuten lang köcheln lassen. In der Zwischenzeit Koriander waschen und hacken. Etwas Limettensaft in das Curry geben. Curry in einer Schüssel anrichten und Koriander darüberstreuen.

31. LACHS-CEVICHE

Nährwerte pro Portion: 246 kcal, 4 g Kohlenhydrate, 16 g Fett, 21 g Eiweiß
Zubereitungsdauer: 20 Minuten

Zutaten für 2 Portionen:

200 g Lachsfilet	½ grüne Chilischote	½ rote Zwiebel
½ Bund Radieschen	1 Limette	Etwas Salz
Etwas Koriander, frisch	1 EL Olivenöl	

Zubereitung:
Lachsfilet waschen und trockentupfen. In kleine Würfel schneiden. Rote Zwiebel schälen, Chili putzen. Beides in Ringe schneiden. Radieschen putzen, waschen und vierteln. Alle Zutaten in eine Schüssel geben und gut vermischen. Limette auspressen und Saft über Lachs-Gemüse-Mischung träufeln. Salz hinzugeben, alles vermengen und dann für 10 Minuten ziehen lassen. Koriander waschen und grob hacken. Zum Ceviche geben und vermengen. Zum Schluss Olivenöl hinzugeben und das Ceviche nach erneutem Vermischen genießen.

32. GEBACKENER KABELJAU MIT TOMATEN UND MOZZARELLA

Nährwerte pro Portion: 556 kcal, 9 g Kohlenhydrate, 29 g Fett, 64 g Eiweiß
Zubereitungsdauer: 30 Minuten

Zutaten für 1 Portion:

1 EL Olivenöl	250 g Kabeljau	Etwas Salz und Pfeffer
100 g Cocktailtomaten, rot und gelb	½ Mozzarella	Etwas Basilikum, frisch
2 Knoblauchzehen		

Zubereitung:
Backofen auf 200 °C Ober-/Unterhitze (180 °C Umluft) vorheizen. Auflaufform bereitstellen und mit Olivenöl einstreichen. Kabeljau in die Form geben. Mit Salz und Pfeffer würzen. Cocktailtomaten waschen und halbieren. Mozzarella in dünne Scheiben schneiden. Basilikum waschen und grob hacken. Knoblauch ebenfalls grob hacken. Alles über den Kabeljau streuen. Auflaufform in den Ofen stellen. Alles für 20 Minuten auf oberster Schiene backen, dann den gebackenen Kabeljau servieren.

33. LOW-CARB-FISCHFRIKADELLEN

Nährwerte pro Portion: 238 kcal, 1 g Kohlenhydrate, 13 g Fett, 30 g Eiweiß
Zubereitungsdauer: 30 Minuten

Zutaten für 2 Portionen:

300 g Fischfilet ohne Haut	1 Schalotte	1 Ei	1 EL Butter
(Barsch, Pangasius, Lachs)	1 Stängel Dill	1 TL Olivenöl	1 TL Zitronensaft
3 Stängel Koriander	Etwas Salz u. Pfeffer		1 Knoblauchzehe

Zubereitung:
Fischfilets abwaschen und trockentupfen. Die Filets auf einem Brett mit dem Messer zerkleinern. Schalotte schälen und in kleine Würfel schneiden. Dill und Koriander waschen und fein hacken. In einer Schüssel Fischfiletstückchen, Schalottenwürfel, Kräuter und Ei mischen. Knoblauch durch die Knoblauchpresse drücken. Über die Fisch-Mischung geben. Salz, Pfeffer und Zitronensaft hinzufügen und alles gut kneten. Die Masse mit den Händen zu kleinen Frikadellen verarbeiten. In einer Pfanne Öl erhitzen und die Frikadellen von beiden Seiten anbraten. Nach 3 Minuten Butter in die Pfanne geben und Frikadellen weitere 4 Minuten braten. Anschließend herausnehmen und auf zwei Tellern anrichten.

34. GEMÜSEPFANNE MIT GARNELEN

Nährwerte pro Portion: 154 kcal, 11 g Kohlenhydrate, 2 g Fett, 23 g Eiweiß
Zubereitungsdauer: 20 Minuten

Zutaten für 1 Portion:

100 g TK-Garnelen	1 kleine Zwiebel	50 g Cocktailtomaten
75 g Zucchini	½ gelbe Paprikaschote	1 EL Olivenöl
1 EL Zitronensaft	½ EL gehackte Kräuter	Etwas Salz und Pfeffer

Zubereitung:

Garnelen auftauen. Dann kurz abwaschen und auf einem Blatt Küchenrolle trocknen lassen. Zwiebel schälen und in kleine Würfel schneiden. Zucchini, Paprika und Tomaten waschen. Zucchini und Tomaten in kleine Stücke schneiden. Paprika in schmale Streifen schneiden. In einer Pfanne Olivenöl erhitzen. Zucchini, Paprika und Zwiebeln darin anbraten. Nach 5 Minuten aus der Pfanne nehmen. Garnelen in die Pfanne geben und 2 Minuten lang anbraten. Mit Zitronensaft ablöschen. Gemüse, Tomaten und gehackte Kräuter zu den Garnelen geben. Alles mit Salz und Pfeffer würzen, dann anrichten.

35. ÜBERBACKENER ROTBARSCH MIT SPINAT

Nährwerte pro Portion: 352 kcal, 4 g Kohlenhydrate, 21 g Fett, 35 g Eiweiß
Zubereitungsdauer: 25 Minuten

Zutaten für 2 Portionen:

½ Zitrone	300 g Rotbarschfilet	Etwa Salz und Pfeffer
½ Zwiebel	1 EL Olivenöl	300 g Blattspinat
75 g Crème fraîche	15 g Parmesan	

Zubereitung:

Backofen auf 200 °C Ober-/Unterhitze (180 °C Umluft) vorheizen. Zitrone abspülen und auspressen. Fischfilet salzen, pfeffern und mit etwas Zitronensaft beträufeln. Kurz ziehen lassen. Blattspinat waschen, putzen und grob hacken. Zwiebel schälen und in Würfel schneiden. In einer Pfanne Öl erhitzen. Zwiebelwürfel dünsten. Blattspinat hinzufügen und weitere 2 Minuten dünsten. Etwas Zitronensaft hineingeben. Mit Salz und Pfeffer würzen, dann Crème fraîche unterrühren. Auflaufform vorbereiten. Fischfilets hineinlegen und Spinat darüberstreuen. Parmesan reiben und verteilen. Alles für 12 Minuten im vorgeheizten Ofen backen. Anschließend herausnehmen und servieren.

36. GEBACKENE SARDINEN

Nährwerte pro Portion: 231 kcal, 8 g Kohlenhydrate, 14 g Fett, 17 g Eiweiß
Zubereitungsdauer: 30 Minuten

Zutaten für 2 Portionen:

10 g Pinienkerne	3 El Olivenöl	15 g Semmelbrösel	
Etwas Salz und Pfeffer	1 Zweig Thymian	½ Knolle Fenchel	½ Zitrone

Zubereitung:

Den Ofengrill vorheizen. In einer Pfanne Pinienkerne anrösten und dann in eine Schüssel geben. 1 EL Öl hinzufügen und mit dem Stabmixer pürieren. Semmelbrösel hinzugeben und alles vermischen. Mit Salz und Pfeffer würzen. Thymian waschen und die Blätter fein hacken. In die Semmelbrösel-Pinienkern-Mischung geben. Sardinen kalt abwaschen und trockentupfen. Bauchöffnung nach oben halten, Sardine auseinanderdrücken und Rückengräte herausnehmen. Fenchel waschen, putzen und in Scheiben schneiden. In Schüssel geben und 1 EL Olivenöl hinzufügen. Salzen und pfeffern, Zitronensaft hineinpressen, alles mischen. Backpapier auf ein Backblech legen und mit Olivenöl beträufeln. Sardinen darauf platzieren und in jede Sardine etwas von der Semmelbrösel-Mischung füllen. Im Backofen 5 Minuten lang backen. Zuletzt die fertigen Sardinen mit dem Fenchelsalat anrichten.

37. THUNFISCH-ZUCCHINI-PFANNE

Nährwerte pro Portion: 595 kcal, 13 g Kohlenhydrate, 44 g Fett, 40 g Eiweiß
Zubereitungsdauer: 15 Minuten

Zutaten für 2 Portionen:

2 EL Öl	1 Zwiebel	300 g Zucchini
100 g Frischkäse	2 TL Sojasauce	150 g Thunfisch
125 g Mozzarella	Etwas Salz und Pfeffer	Etwas Thymian
Etwas Paprikapulver, süß		

Zubereitung:

In einer Pfanne Öl erhitzen. Zwiebel in kleine Stücke hacken und bei mittlerer Hitze dünsten. Zucchini waschen und in kleine Stücke schneiden. Zu den Zwiebeln geben. Pfanne abdecken und Zucchini 5 Minuten garen. Dann Frischkäse, Sojasauce und Thunfisch hinzufügen. Mozzarella in kleine Würfel schneiden und über die Mischung streuen. Alles verrühren. Zum Schluss salzen und pfeffern. Vor dem Servieren Thymian und Paprikapulver nach Belieben hinzugeben.

38. GEBRATENER ZANDER MIT AVOCADO, BOHNEN UND FETA

Nährwerte pro Portion: 570, kcal, 11,5 g Kohlenhydrate, 38,9 g Fett, 41,8 g Eiweiß
Zubereitungsdauer: 25 Minuten

Zutaten für 2 Portionen:

1 TL Butter	225 g Zanderfilet	30 g Mandeln	100 g Feta
300 g Prinzessbohnen	1 Avocado	½ Zitrone	Etwas Salz und Pfeffer

Zubereitung:
In einer Pfanne Butter zerlassen und Zanderfilet 3 Minuten darin anbraten. Mandeln dazugeben. Stängel der Prinzessbohnen an beiden Seiten abschneiden. Bohnen in heißem Wasser kochen. Währenddessen Zander wenden. Wenn der Fisch gar ist, diesen in der Pfanne lassen, aber den Herd ausschalten. Avocado halbieren und den Kern entfernen. In einer Schüssel Avocado mit einer Gabel klein drücken. Zitronensaft hinzugeben und mit Salz und Pfeffer würzen. Bohnen waschen und Enden abschneiden, dann zu Avocado geben. Feta mit der Hand über der Schüssel zerbröseln und alles vermischen. Mischung aus Bohnen, Avocado und Feta auf Teller geben. Zanderfilet mit Mandeln daneben anrichten und genießen.

39. ZUCCHINI-NUDELN MIT GARNELEN

Nährwerte pro Portion: 323 kcal, 14 g Kohlenhydrate, 9 g Fett, 16 g Eiweiß
Zubereitungsdauer: 35 Minuten

Zutaten für 2 Portionen:

300 g Zucchini	180 g Tomaten	1 Zwiebel
2 Knoblauchzehen	1 TL Kokosöl	175 g Garnelen
½ TL Chiliflocken	Etwas Salz	20 g Parmesan, gerieben

Zubereitung:
Zucchini und Tomaten waschen. Zucchini in dünne Streifen schälen, Tomaten würfeln. Zwiebel und Knoblauchzehen fein hacken. In einer beschichteten Pfanne Kokosöl erhitzen. Garnelen bei hoher Temperatur 2 Minuten lang braten. Aus der Pfanne nehmen und in eine Schüssel legen. Den Herd zurückdrehen. Zwiebeln und Knoblauch in die Pfanne geben und kurz andünsten. Tomaten, Chiliflocken und Salz hinzufügen. Nach 2 Minuten Garnelen, Zucchininudeln und Parmesan daruntermischen. Weitere 2 Minuten lang in der Pfanne erwärmen. Guten Appetit!

40. MIESMUSCHELN MIT PETERSILEINWURZELN

Nährwerte pro Portion: 469,3 kcal, 25,8 g Kohlenhydrate,11,1 g Fett, 60,1 g Eiweiß
Zubereitungsdauer: 45 Minuten

Zutaten für 1 Portion:

1 Möhre	125 g Petersilienwurzel	½ Stange Lauch
250 ml Gemüsebrühe	1 TL Senfsamen	½ TL Fenchelsamen
Etwas Salz und Pfeffer	500 g Miesmuscheln (mit Schale)	3 Tomaten
Etwas Petersilie, frisch		

Zubereitung:
Möhre und Petersilienwurzeln waschen und schälen. Beides in kleine Würfel schneiden. Lauch putzen, halbieren und waschen. In kleine Stücke schneiden. Gemüsebrühe, Senfsamen, Fenchelsamen, Petersilienwurzeln und Lauchwürfelchen in einen Topf geben. Alles aufkochen lassen. Dann mindestens 10 Minuten bei mittlerer Hitze dünsten. Salz und Pfeffer hinzugeben. Miesmuscheln überprüfen und offene Muscheln aussortieren. Muscheln zum Gemüse hinzufügen. Alles 2 Minuten lang bei starker Hitze garen. Herd zurückdrehen und weitere 4 Minuten köcheln lassen. Tomaten waschen und würfeln. Petersilie waschen und Blätter grob hacken. Beides zu den Muscheln geben. Alles nochmal erhitzen und würzen. Dann auf einem Teller anrichten und genießen.

Vegetarisches

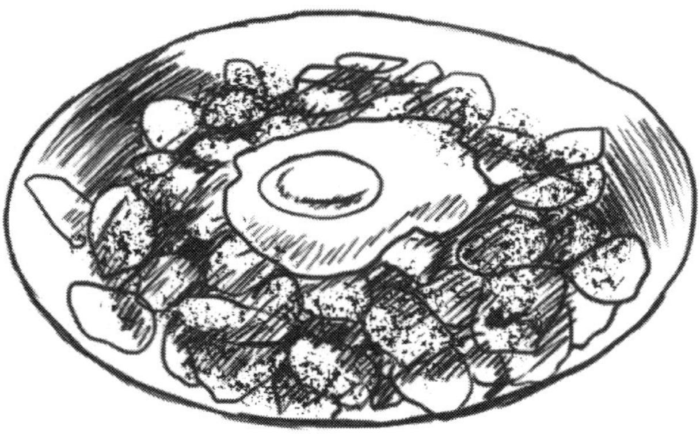

41. ÜBERBACKENE AUBERGINEN

Nährwerte pro Portion: 429 kcal, 8 g Kohlenhydrate, 32 g Fett, 26 g Eiweiß
Zubereitungsdauer: 35 Minuten

Zutaten für 2 Portionen:

300 g Aubergine
1 EL grünes Pesto
30 g Parmesan
Etwas Salz und Pfeffer
200 g Mozzarella
2 EL Olivenöl
200 g Tomaten

Zubereitung:

Backofen auf 180 °C Ober-/Unterhitze (160 °C Umluft) vorheizen. Aubergine waschen und in gleichmäßige Scheiben schneiden. Scheiben auf ein Backbleck mit Backpapier legen. Mit Salz und Pfeffer würzen und mit Olivenöl einstreichen. 15 Minuten lang im Ofen backen. Auf zwei Drittel der Scheiben Pesto verteilen. Mozzarella in dünne Scheiben schneiden und auf die bestrichenen Scheiben geben. Tomaten waschen, in Scheiben schneiden und auf den Mozzarella legen. Nun jeweils zwei Mozzarella-Auberginen-Stapel aufeinanderlegen und die übrigen Auberginen-Scheiben oben platzieren. Parmesan über die Türmchen verteilen. Alles für weitere 15 Minuten in den Backofen geben, dann herausnehmen und servieren.

42. RAHM-ROSENKOHL

Nährwerte pro Portion: 370 kcal, 9,7 g Kohlenhydrate, 30 g Fett, 11,5 g Eiweiß
Zubereitungsdauer: 25 Minuten

Zutaten für 1 Portion:

200 g Rosenkohl
1 TL Olivenöl
1 TL Gemüsebrühpulver
Etwas Salz
1 TL Xylit
Etwas Pfeffer
½ Zwiebel
100 ml Schlagsahne
Etwas Muskat

Zubereitung:

Rosenkohl putzen, Strunk entfernen. In einen Topf mit Wasser geben und mit Salz würzen. Rosenkohl 10 Minuten lang im Wasser dämpfen. Zwiebel schälen und in kleine Würfel schneiden. In einer Pfanne Olivenöl erhitzen und Zwiebeln darin andünsten. Xylit dazugeben und Zwiebeln karamellisieren. Sahne in die Pfanne gießen und warten, bis sie andickt. Rosenkohl und Gemüsebrühpulver hinzufügen und umrühren. Alles mit Salz, Pfeffer und Muskat würzen. Noch einmal gut vermischen, dann servieren.

43. GEBACKENER FETA MIT TOMATEN

Nährwerte pro Portion: 412,8 kcal, 7,0 g Kohlenhydrate, 33,1 g Fett, 18,8 g Eiweiß
Zubereitungsdauer: 25 Minuten

Zutaten für 2 Portionen:

300 g Kirschtomaten	200 g Feta	50 g schwarze Oliven
2 Knoblauchzehen2 EL Olivenöl	5 Blätter Basilikum	Etwas Salz und Pfeffer

Zubereitung:
Backofen auf 200 °C Ober-/Unterhitze (180 °C Umluft) vorheizen. Kirschtomaten abwaschen und in zwei Hälften schneiden. Eine Auflaufform bereitstellen. Feta mit der Hand in grobe Stücke zerteilen und in die Form legen. Tomatenhälften dazugeben. Stein aus den Oliven entfernen und Oliven in zwei Hälften schneiden. Knoblauch schälen und grob hacken. Beides in die Auflaufform geben. Über den Feta und das Gemüse Olivenöl verteilen. Basilikum waschen und ebenfalls dazugeben. Alles mit Salz und Pfeffer würzen und gut vermischen. Auflaufform in den Ofen geben und 15 Minuten lang backen.

44. BLUMENKOHL-STEAKS MIT TOMATENSALAT

Nährwerte pro Portion: 342 kcal, 9 g Kohlenhydrate, 23 g Fett, 22 g Eiweiß
Zubereitungsdauer: 30 Minuten

Zutaten für 2 Portionen:

500 g Blumenkohl	1 Ei	100 g Gouda, gerieben
Etwas Salz und Pfeffer	Etwas Muskat, getrocknet	2 Stängel Petersilie
2 Stängel Dill	200 g Tomaten	1 EL Olivenöl

Zubereitung:
Blumenkohl waschen und fein reiben. In eine Schüssel Ei, Gouda und den geriebenen Blumenkohl geben. Alles gut vermischen und mit Salz, Pfeffer und Muskat würzen. Mit den Händen zu einem Teig kneten. Tomaten waschen und in mundgerechte Stücke schneiden. Kräuter waschen und Blätter grob hacken. Tomatenstücke anrichten und Kräuter darauf verteilen. Mit Salz und Pfeffer verfeinern.

In einer Pfanne Öl erhitzen. Blumenkohl-Teig zu flachen Talern formen. In der Pfanne von beiden Seiten anbraten. Nach einigen Minuten wenden. Blumenkohl-„Steaks" zum Tomatensalat servieren.

45. VEGETARISCHES EIWEIß-OMELETT

Nährwerte pro Portion: 242 kcal, 14 g Kohlenhydrate, 7 g Fett, 26 g Eiweiß
Zubereitungsdauer: 15 Minuten

Zutaten für 1 Portion:

4 Eier
Etwas Salz
1 TL Olivenöl
10 g Petersilie, frisch
1 rote Paprika
30 g Feta
10 ml Sprudelwasser
1 Stange Frühlingszwiebel

Zubereitung:

Den Ofengrill vorheizen. Eier trennen. Petersilie waschen und grob hacken. Eiweiß, Sprudelwasser, Salz und die Hälfte der Petersilie in eine Schüssel geben. Mit dem Schneebesen verquirlen. Paprika waschen und in kleine Stücke schneiden. Frühlingszwiebel waschen und in Ringe streuen. In einer Pfanne Öl erhitzen. Herd etwas zurückdrehen und Eiweiß-Masse in die Pfanne geben. Zwiebeln und Paprika hinzufügen. Wenn das Ei nach einigen Minuten gestockt ist, auf eine Hälfte Feta zerbröseln. Die Pfanne mit dem Omelett in den Ofen stellen. Weitere 3 Minuten garen. Dann die Pfanne herausnehmen. Restliche Petersilie auf die zweite Hälfte streuen. Omelett mit einem Pfannenwender zuklappen. Guten Appetit!

46. LOW-CARB-GEMÜSEPFANNE

Nährwerte pro Portion: 177 kcal, 12 g Kohlenhydrate, 19,5 g Fett, 11,6 g Eiweiß
Zubereitungsdauer: 25 Minuten

Zutaten für 1 Portion:

75 g Zucchini
35 g Frischkäse mit Kräutern
Etwas Basilikum, getrocknet
1 EL Olivenöl
10 g Parmesan
Etwas Oregano
125 g TK-Pusztagemüse
Etwas Pfeffer

Zubereitung:

Zucchini waschen und in Scheiben schneiden. Scheiben vierteln. In einer Pfanne Olivenöl erhitzen. Pusztagemüse und Zucchinistücke in die Pfanne geben. Bei mittlerer Stufe für 7 Minuten braten. Frischkäse und Parmesan hinzufügen. Alles gut vermischen. Mit Pfeffer, Basilikum und Oregano würzen. Weitere 2 Minuten braten und dabei immer wieder umrühren, dann die Gemüsepfanne servieren.

47. VEGETARISCHE LASAGNE

Nährwerte pro Portion: 545 kcal, 12 g Kohlenhydrate, 41 g Fett, 32 g Eiweiß
Zubereitungsdauer: 35 Minuten

Zutaten für 2 Portion:

150 g Zucchini	1 EL Olivenöl	Etwas Salz und Pfeffer
100 g Mozzarella	Etwas Basilikum, frisch	100 g Mozzarella
125 ml passierte Tomaten	25 g Parmesan, gerieben	

Zubereitung:

Backofen auf 200 °C Ober-/Unterhitze (180 °C Umluft) vorheizen. Zucchini waschen und der Länge nach in Scheiben schneiden. In einer Pfanne Öl erhitzen. Zucchinischeiben darin anbraten, dabei salzen und pfeffern. Aus der Pfanne nehmen und auf Küchenpapier legen. Mozzarella mit den Händen zerkleinern. Basilikum waschen und grob hacken. Auflaufform bereitstellen. Einen Teil der passierten Tomaten darin verteilen. Zucchinischeiben darauflegen, dann Basilikumblätter und Mozzarella. Wiederholen, bis die Auflaufform voll ist. Zwischendurch mit Salz und Pfeffer würzen. Ganz oben passierte Tomaten verteilen und Parmesan über die Lasagne streuen. Lasagne im Ofen für 20 Minuten backen, dann in Stücke schneiden und auf zwei Tellern anrichten.

48. FENCHELPFANNE

Nährwerte pro Portion: 243 kcal, 9 g Kohlenhydrate, 18 g Fett, 11 g Eiweiß
Zubereitungsdauer: 15 Minuten

Zutaten für 2 Portionen:

½ rote Paprika	150 g Zucchini	1 Fenchelknolle	100 g Feta
1 Schalotte	4 Stängel Basilikum	1 EL Olivenöl	
2 EL Tomatenmark	100 ml Gemüsefond	Etwas Salz und Pfeffer	

Zubereitung:

Zucchini und Paprika waschen. Zucchini in Scheiben, Paprika in Streifen schneiden. Fenchel putzen und in Streifen schneiden. Schalotte schälen und in kleine Würfel schneiden. Basilikum waschen und Blätter grob hacken. In einer Pfanne Olivenöl erhitzen. Schalotte anbraten. Nach wenigen Minuten Fenchelstreifen, Paprika- und Zucchinistücke hinzufügen. Alles zusammen braten. Tomatenmark dazugeben und immer wieder umrühren. Mit Gemüsefond ablöschen. Kurz aufkochen lassen, dann Herd zurückdrehen. Fenchelpfanne mit Salz und Pfeffer würzen. 2 Minuten ziehen lassen, dann auf Tellern anrichten. Basilikum darüberstreuen. Feta mit der Hand zerkleinern und als Topping über dem Gericht verteilen.

49. LOW-CARB-SHAKSHUKA

Nährwerte pro Portion: 380 kcal, 17 g Kohlenhydrate, 25 g Fett, 17 g Eiweiß
Zubereitungsdauer: 15 Minuten

Zutaten für 2 Portionen:

1 Zwiebel
1 Knoblauchzehe
1 rote Paprikaschote
3 EL Olivenöl
1 Dose Tomaten
2 EL Tomatenmark
Etwas Salz und Pfeffer
Etwas Chilipulver
4 Eier
Etwas Petersilie, frisch

Zubereitung:
Zwiebel und Knoblauch schälen und fein hacken. Paprika waschen und in kleine Würfel schneiden. In einer Pfanne Öl erhitzen. Zwiebeln, Knoblauch und Paprikawürfel darin andünsten. Tomaten und Tomatenmark hinzufügen. Alles mit Salz, Pfeffer und Chilipulver würzen. 10 Minuten lang köcheln lassen. Einen Löffel nehmen und damit in die Masse hineindrücken. In jede Vertiefung ein aufgeschlagenes Ei geben. Pfanne mit dem Deckel verschließen. Shakshuka weitere 7 Minuten köcheln lassen. Petersilie waschen und grob hacken. Über dem fertigen Gericht verteilen, dann das Shakshuka servieren.

50. SCHAFKÄSE MIT BLUMENKOHLREIS

Nährwerte pro Portion: 293 kcal, 8 g Kohlenhydrate, 18 g Fett, 25 g Eiweiß
Zubereitungsdauer: 25 Minuten

Zutaten für 2 Portionen:

200 g Schafskäse
22 g Haselnüsse
½ Karotte
½ rote Zwiebel
1 TL Olivenöl
250 g Blumenkohl
10 g Petersilie
1 TL Zitronensaft
Etwas Salz und Pfeffer

Zubereitung:
Backofen auf 220 °C Ober-/Unterhitze (200 °C Umluft) vorheizen. Schafskäse vierteln und in eine Auflaufform geben. Haselnüsse hacken. Möhre putzen und raspeln, Zwiebel schälen und fein hacken. Haselnüsse, Möhrenstücke und Zwiebeln in eine Schüssel geben und mischen. Öl hinzufügen, salzen und pfeffern. Nuss-Möhren-Masse auf dem Käse verteilen. Für 10 Minuten im Ofen backen. Blumenkohl putzen und waschen. In grobe Stücke schneiden und raspeln. Petersilie waschen und grob hacken. Blumenkohl-Stücke in Schüssel geben. Petersilie, Zitronensaft und etwas Salz und Pfeffer zu dem rohen Blumenkohl geben. Alles vermischen und mit Schafskäse anrichten.

51. KONJAKNUDELN MIT PESTO

Nährwerte pro Portion: 402,1 kcal, 6 g Kohlenhydrate, 35,2 g Fett, 10,9 g Eiweiß
Zubereitungsdauer: 25 Minuten

Zutaten für 2 Portionen:

35 g Parmesan	40 g getrocknete Tomaten	35 g geröstete Haselnüsse
40 ml Olivenöl	½ TL Zwiebelgranulat	Etwas Chilipulver
Etwas Salz und Pfeffer	150 g Konjaknudeln, getrocknet	

Zubereitung:
Parmesan, getrocknete Tomaten, Haselnüsse, Olivenöl, Zwiebelgranulat, Chilipulver, Salz und Pfeffer in einen Mixer geben und zerkleinern. Alternativ in einer Schüssel mit Pürierstab zu Pesto verarbeiten. In einem Topf Wasser zum Kochen bringen. Konjaknudeln darin kochen. Nach 12 Minuten herausnehmen und in einem Sieb mit heißem Wasser übergießen. Konjaknudeln nochmal bei mittlerer Hitze in den Topf geben. Pesto hinzufügen und alles vermischen. Vor dem Servieren nochmals salzen und pfeffern.

52. BROKKOLI-PFANNE MIT KÄSE

Nährwerte pro Portion: 319 kcal, 7,6 g Kohlenhydrate, 22,2 g Fett, 22,6 g Eiweiß
Zubereitungsdauer: 20 Minuten

Zutaten für 1 Portion:

200 g Brokkoli	½ Zwiebel	1 EL Olivenöl
Etwas Petersilie, frisch	2 Eier	25 g Käse, gerieben (je nach Geschmack)
Etwas Salz und Pfeffer		

Zubereitung:
1Brokkoli waschen und in Röschen zerkleinern. Zwiebel schälen und in Würfel schneiden. In einer Pfanne Öl erhitzen. Brokkoli mit den Zwiebeln hineingeben. Deckel auf die Pfanne setzen und Brokkoli 5 Minuten lang dünsten. Eier in einer Schüssel aufschlagen. Mit einer Gabel verquirlen. Petersilie waschen und grob hacken. Eier in die Pfanne geben und stocken lassen. Dann Käse und Petersilie hinzufügen. Alles mit Salz und Pfeffer würzen. Herd zurückdrehen und ca. 15 Minuten lang stocken lassen. Das fertige Gericht auf einem Teller anrichten.

53. SPIEGELEI AUF SPINAT

Nährwerte pro Portion: 186 kcal, 10 g Kohlenhydrate, 10 g Fett, 15 g Eiweiß
Zubereitungsdauer: 20 Minuten

Zutaten für 2 Portionen:

2 TL Olivenöl
2 Eier
300 g Champignons
250 g Kirschtomaten
300 g Blattspinat
Etwas Salz und Pfeffer
Etwas Muskatnuss

Zubereitung:

In einer Pfanne Olivenöl erhitzen. Eier aufschlagen und in der Pfanne braten. In der Zwischenzeit die Champignons putzen und in kleine Stücke schneiden. Kirschtomaten waschen und in zwei Hälften schneiden. Die fertigen Spiegeleier herausnehmen. Spinat waschen, dann zusammen mit Tomaten und Champignons in die Pfanne geben. Bei mittlerer Hitze für 7 Minuten braten. Dabei mehrmals umrühren. Alles salzen, pfeffern und mit Muskatnuss würzen. Spinat-Tomaten-Champignon-Mischung auf Tellern anrichten und mit den Spiegeleiern bedecken.

Veganes

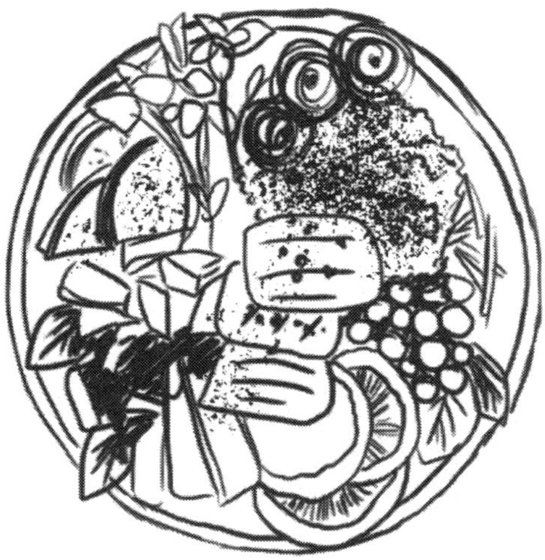

54. VEGANE ASIA-PFANNE

Nährwerte pro Portion: 350 kcal, 9,6 g Kohlenhydrate, 22,5 g Fett, 23 g Eiweiß
Zubereitungsdauer: 20 Minuten

Zutaten für 2 Portionen:

200 g Räuchertofu
170 g TK-Prinzessbohnen
20 g Erdnüsse
120 g Blattspinat
130 g Mini-Paprika
1 Knoblauchzehe
1 EL Sojasauce
1 EL Olivenöl
1 Scheibe Ingwer
Etwas Salz und Pfeffer

Zubereitung:

Tofu der Länge nach halbieren, dann in dünne Scheiben schneiden. Paprika waschen und Kerne entfernen. In Streifen schneiden. In einer Pfanne Olivenöl erhitzen. Tofu-Scheiben darin anbraten. Wenn der Tofu braun ist, die Bohnen hinzufügen. Knoblauch schälen und fein hacken. Ingwer ebenfalls hacken. Paprika zu Tofu-Scheiben geben und mitbraten. Nach wenigen Minuten Knoblauch, Erdnüsse und Ingwer dazugeben. Alles gut vermischen, dann Sojasauce hinzufügen. Asia-Pfanne mit Salz und Pfeffer würzen. Blattspinat waschen. Den Herd zurückdrehen, dann den Spinat in die Asia-Pfanne mengen. Das fertige Gericht auf zwei Tellern servieren.

55. ROSENKOHL MIT RÄUCHERTOFU

Nährwerte pro Portion: 366 kcal, 9 g Kohlenhydrate, 19 g Fett, 34 g Eiweiß
Zubereitungsdauer: 30 Minuten

Zutaten für 1 Portion:

250 g Rosenkohl
Etwas Pfeffer
Etwas Knoblauchpulver
Etwas Salz
1 TL Currypulver
1 TL Xylit
1 EL Olivenöl
Etwas Paprikapulver
100 g Räuchertofu

Zubereitung:

Backofen auf 200 °C Ober-/Unterhitze (180 °C Umluft) vorheizen. Rosenkohl putzen, Strunk entfernen, halbieren und abwaschen. In einem Topf mit Dämpfeinsatz bei geschlossenem Deckel Salzwasser zum Kochen bringen. Rosenkohl darin für 8 Minuten dämpfen. Rosenkohl abgießen und auf ein Backbleck legen. Olivenöl darüber verteilen. Mit Salz, Pfeffer, Currypulver, Paprikapulver, Knoblauchpulver und Xylit verfeinern. In den Ofen geben und für wenige Minuten backen. Tofu in kleine Stücke schneiden. In einer Pfanne Öl erhitzen und bei großer Hitze anbraten. Mit Salz und viel Pfeffer würzen. Sobald der Rosenkohl eine leichte Bräunung hat, aus dem Ofen nehmen und mit Tofu servieren.

56. ZUCCHINI-NUDELN MIT MANDELN

Nährwerte pro Portion: 175 g kcal, 7 g Kohlenhydrate, 13 g Fett, 6,5 g Eiweiß
Zubereitungsdauer: 30 Minuten

Zutaten für 1 Portion:

150 g Zucchini
½ EL Sojasauce
Etwas Salz und Pfeffer
1 ½ EL Olivenöl
1 TL Limettensaft
1 ½ TL Sesam
1 TL Mandeln, gemahlen

Zubereitung:

Zucchini gut waschen und Enden abschneiden. Mit einem Schälmesser oder einem Spiralschneider in dünne Streifen schälen. In einer Pfanne Olivenöl erhitzen. Die Zucchini-Nudeln bei mittlerer Stufe wenige Minuten lang anbraten. Sojasauce, Sesam, Mandeln und Limettensaft in die Pfanne geben. Alles gut vermischen. Mit Salz und Pfeffer würzen, dann auf einem Teller anrichten.

57. GEMÜSE-CURRY

Nährwerte pro Portion: 405 kcal, 15 g Kohlenhydrate, 33 g Fett, 8 g Eiweiß
Zubereitungsdauer: 20 Minuten

Zutaten für 2 Portionen:

1 Möhre
75 g Zucchini
2 EL Öl
1 EL Currypaste, gelb
60 g Champignons
1 Knoblauchzehe
2 EL Sojasauce
10 g Ingwer
½ Brokkoli
1 Zwiebel
150 ml Kokosmilch
Etwas Salz und Pfeffer

Zubereitung:

Gemüse waschen und putzen. Möhre in Streifen, Zucchini in Scheiben schneiden. Champignons klein schneiden. Röschen vom Brokkoli ablösen. Knoblauch und Zwiebel schälen. Beides in kleine Würfel schneiden. In einem Wok Öl erhitzen, Zwiebeln und Knoblauch darin anbraten, dann Sojasauce hinzufügen. Möhrenstreifen und Brokkoli in die Pfanne geben. 2 Minuten lang anbraten, dann mit Kokosmilch ablöschen. Ingwer, Currypaste, Zucchini und Pilze hinzufügen. Alles mit Salz und Pfeffer würzen. Weitere 10 Minuten köcheln lassen, dann genießen.

58. PILZRAGOUT MIR BROKKOLI

Nährwerte pro Portion: 414 kcal, 11 g Kohlenhydrate, 33 g Fett, 19 g Eiweiß
Zubereitungsdauer: 25 Minuten

Zutaten für 2 Portionen:

500 g Pilze, gemischt	1 Möhre	1 Knoblauchzehe
2 EL Olivenöl	Etwas Salz und Pfeffer	Etwas Kümmel, gemahlen
200 ml Hafersahne	¼ Zitrone	300 g Brokkoli

Zubereitung:
Pilze putzen und in zwei Hälften schneiden. Möhre waschen, schälen und dann würfeln. Knoblauch schälen und hacken. In einer Pfanne Öl erhitzen. Knoblauch und Möhrenstückchen bei mittlerer Hitze andünsten. Nach 5 Minuten Pilze hinzufügen. Weitere 7 Minuten dünsten. Salzen und pfeffern. Dann mit Kümmel verfeinern. Hafersahne in die Pfanne gießen. Alles gut vermischen. Zitrone auspressen und Saft ebenfalls über die Pilze geben. In einem Topf Salzwasser zum Kochen bringen. Brokkoli waschen und Röschen ablösen. Diese 5 Minuten lang im Salzwasser garen. Pilzragout und Brokkoli auf einen Teller geben und genießen.

59. SPARGEL-BLUMENKOHL-PFANNE

Nährwerte pro Portion: 169 kcal, 11 g Kohlenhydrate, 10 g Fett, 7 g Eiweiß
Zubereitungsdauer: 15 Minuten

Zutaten für 2 Portionen:

150 g Blumenkohl	½ Paprika, gelb	½ Paprika, rot
100 g grüner Spargel	½ Frühlingszwiebel	1 EL Olivenöl
4 Stängel Schnittlauch	Etwas Salz und Pfeffer	

Zubereitung:
Blumenkohl putzen und Röschen lösen. Diese waschen und abtropfen lassen. Dann in kleine Stücke schneiden. Paprikakerne entfernen, Paprikahälften waschen und in Stücke schneiden. Spargel im unteren Bereich schälen. Enden entfernen. Einzelnen Stangen in kleine Stücke schneiden. Frühlingszwiebel putzen, dann in Ringe zerteilen. In einer Pfanne Olivenöl erhitzen. Blumenkohlstücke in die Pfanne geben und anbraten. Nach ein paar Minuten Paprikastücke, Spargel und Frühlingszwiebeln hinzufügen. Alles vermischen und weitere 3–4 Minuten braten. Schnittlauch waschen und klein schneiden. Gemüse mit Salz und Pfeffer würzen. Gericht auf zwei Teller aufteilen und mit Schnittlauch garnieren.

60. LOW-CARB-OFENGEMÜSE

Nährwerte pro Portion: 364 kcal, 13 g Kohlenhydrate, 28,6 g Fett, 8,7 g Eiweiß
Zubereitungsdauer: 45 Minuten

Zutaten für 1 Portion:

1 Möhre	50 g Champignons	½ Zwiebel
250 g Blumenkohl	1 Knoblauchzehe	2 EL Olivenöl
Etwas Salz und Pfeffer	Etwas Oregano, getrocknet	

Zubereitung:
Ofen auf 180 °C Ober-/Unterhitze (160 °C Umluft) vorheizen. Möhre waschen und in dünne Scheiben schneiden. Champignons putzen und in zwei Hälften schneiden. Zwiebel schälen und in kleine Stücke schneiden. Strunk vom Blumenkohl entfernen. Den Blumenkohl waschen, dann in Scheiben schneiden. Knoblauch schälen und fein hacken. Gemüse auf einem Backblech mit Backpapier verteilen. Olivenöl über das Gemüse geben. Alles mit Salz und Pfeffer würzen. Für 35 Minuten im vorgeheizten Ofen backen. Dann aus dem Ofen nehmen und Oregano über dem Ofengemüse verteilen.

61. BOWL MIT TOFU UND GEMÜSE

Nährwerte pro Portion: 336 kcal, 14 g Kohlenhydrate, 17g Fett, 10 g Eiweiß
Zubereitungsdauer: 15 Minuten

Zutaten für 1 Portion:

50 g Tofu	2 EL Sojasauce	½ TL Currypaste, rot
Etwas Salz und Pfeffer	50 g Blattsalat	1 kleine Möhre
40 g Gurke	5 Kirschtomaten	½ Zwiebel
20 g Champignons	2 Stängel Koriander	5 Stängel Schnittlauch
1 EL Sesamöl	1 EL Olivenöl	

Zubereitung:
Tofu würfeln. Sojasauce, Currypaste, Salz und Pfeffer in Schüssel geben und vermischen. Tofu damit marinieren. Salat waschen und klein schneiden. Gurke und Möhre waschen und schälen. Gurke in Stücke schneiden, Möhre in Streifen schälen. Tomaten waschen und halbieren. Zwiebel schälen und in Ringe schneiden. Champignons putzen, dann klein schneiden. Kräuter waschen und hacken. In einer Pfanne Sesamöl erhitzen. Tofu, Hälfte der Zwiebeln und Champignons anbraten. Restliches Gemüse mit übrigen Zwiebeln anrichten. Salzen und pfeffern. Olivenöl über die Bowl gießen, Tofu hinzufügen und mit Kräutern garnieren.

62. KONJAKSPAGHETTI MIT VEGANER BOLOGNESE

Nährwerte pro Portion: 571 kcal, 14,9 g Kohlenhydrate, 42 g Fett, 16,5 g Eiweiß
Zubereitungsdauer: 30 Minuten

Zutaten für 1 Portion:

60 g Mandeln
½ EL Olivenöl
½ Zwiebel
150 g Tomaten
Etwas Salz und Pfeffer
Etwas Paprikapulver
Etwas Chili
200 g Konjakspaghetti

Zubereitung:

Mandeln fein hacken. In einer Pfanne Öl erhitzen und Mandeln darin anbraten. Halbe Zwiebel schälen und fein hacken. Ebenfalls in die Pfanne geben und andünsten. Tomaten waschen und in kleine Stücke schneiden. Zu Mandeln und Zwiebeln geben. Alles mit Salz, Pfeffer, Paprikapulver und Chili würzen. 15 Minuten lang köcheln lassen. Währenddessen Konjaknudeln abwaschen. In eine zweite Pfanne geben und erhitzen. Nach 3 Minuten Nudeln aus Pfanne nehmen und auf einem Teller anrichten. Mandel-Tomaten-Bolognese dazugeben und die Low-Carb-Nudeln genießen.

63. AVOCADO-POMMES

Nährwerte pro Portion: 367 kcal, 5,5 g Kohlenhydrate, 27,3 g Fett, 18,1 g Eiweiß
Zubereitungsdauer: 25 Minuten

Zutaten für 2 Portionen:

1 große Avocado
60 ml Mandelmilch
60 g Mandelmehl
1 TL Paprikapulver
1 TL Knoblauchpulver
Etwas Salz und Pfeffer

Zubereitung:

Backofen auf 220 °C Ober-/Unterhitze (200 °C Umluft) vorheizen. Avocado der Länge nach aufschneiden. Kern entfernen und Haut abziehen. Avocado in dünne Spalten schneiden. Zwei flache Schalen bereitstellen. In eine Schale Mandelmilch füllen. In der zweiten Schale Mandelmehl und Gewürze miteinander vermischen. Avocado-Spalten zuerst in Mandelmilch geben, dann in Mehlmischung wenden. Avocado-Pommes auf ein Backbleck mit Backpapier geben. Für mindestens 15 Minuten im Ofen backen, dann die gesunde Pommes-Alternative genießen.

64. ASIA-PFANNE MIT CHINAKOHL

Nährwerte pro Portion: 370 kcal, 16 g Kohlenhydrate, 31 g Fett, 7 g Eiweiß
Zubereitungsdauer: 25 Minuten

Zutaten für 2 Portionen:

1 rote Paprika
75 g Zuckerschoten
1 Chili
1 EL Sesamöl
½ Bund Koriander
150 g Champignons
15 g Ingwer
2 EL Öl
2 EL Chilisauce
150 g Chinakohl
1 Knoblauchzehe
2 EL Cashewkerne
2 El Sojasauce

Zubereitung:

Paprika waschen und klein schneiden. Zuckerschoten, Chinakohl und Champignons putzen. Zuckerschoten halbieren, Champignons vierteln und Chinakohl in Streifen schneiden. Ingwer und Knoblauch schälen. Beides fein hacken. Chili halbieren, entkernen und in Würfel schneiden. In einer Pfanne Öl erhitzen. Cashewkerne kurz rösten, herausnehmen und hacken. Knoblauch, Chili und Ingwer in die Pfanne geben. Paprika und Champignons hinzufügen. Alles 5 Minuten anbraten. Zuckerschoten und Chinakohl ebenfalls in die Pfanne geben und mitbraten. Nach einigen Minuten Sojasauce, Chilisauce und Sesamöl hinzufügen. Koriander waschen und grob hacken. Zusammen mit den Cashewkernen zum Schluss über das Gemüse streuen.

65. VEGANES HACK MIT PAPRIKA

Nährwerte pro Portion: 300 kcal, 9,6 g Kohlenhydrate, 19 g Fett, 22,3 g Eiweiß
Zubereitungsdauer: 20 Minuten

Zutaten für 2 Portionen:

½ Zwiebel
½ Paprika, gelb
180 g veganes Gehacktes
Etwas Petersilie, frisch
½ Knoblauchzehe
75 g Zucchini
1 El Sojasauce
1 Paprika, rot
1 EL Olivenöl
Etwas Salz und Pfeffer

Zubereitung:

Zwiebel und Knoblauch schälen, dann fein hacken. Paprika und Zucchini abwaschen. Paprika in Streifen, Zucchini in kleine Stücke schneiden. In einer Pfanne Olivenöl erhitzen. Zwiebeln, Knoblauch, Paprikastreifen und Zucchinistücke darin bei großer Hitze braten. Das Gehackte nach 10 Minuten hinzufügen. Mit Sojasauce ablöschen. Alles gut vermischen und mit Salz und Pfeffer würzen. Petersilie waschen, grob hacken und vor dem Servieren über dem Gericht verstreuen.

Abendessen

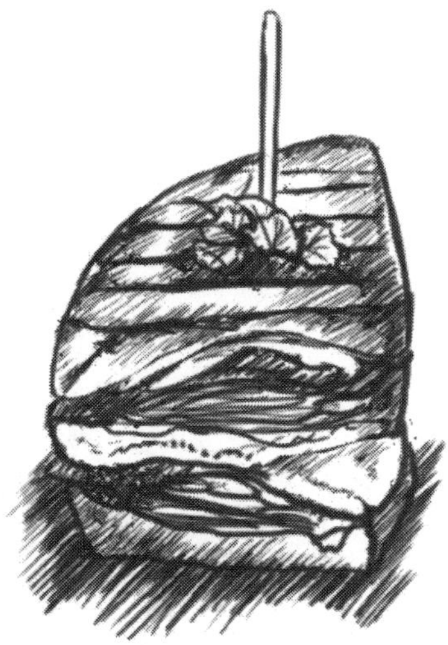

66. FRITTATA MIT LAUCH

Nährwerte pro Portion: 265 kcal, 4 g Kohlenhydrate, 21 g Fett, 16 g Eiweiß
Zubereitungsdauer: 15 Minuten

Zutaten für 2 Portionen:

½ Stange Lauch
4 Eier
Etwas Salz und Pfeffer
½ Bund Petersilie
25 ml Schlagsahne
1 EL Olivenöl
10 g Parmesan, gerieben

Zubereitung:
Lauch der Länge nach in zwei Hälften schneiden. Dann putzen, waschen und in Streifen schneiden. Petersilie waschen und Blätter grob hacken. In einer Pfanne Öl erhitzen. Lauch 4 Minuten lang darin dünsten. Eier aufschlagen. Sahne, Petersilie und Parmesan hinzugeben und alles verquirlen. Salzen und pfeffern. Eiermischung zum Lauch geben. Alles kurz vermischen, dann Eier 3 Minuten lang stocken lassen. Aus der Pfanne nehmen und servieren.

67. TOMATEN AUS DEM OFEN MIT PISTAZIEN

Nährwerte pro Portion: 232 kcal, 10 g Kohlenhydrate, 18 g Fett, 8 g Eiweiß
Zubereitungsdauer: 15 Minuten

Zutaten für 2 Portionen:

125 g Kirschtomaten
½ El Olivenöl
62 g Burrata
250 g Tomaten
½ EL Honig
20 g Pistazien
1 EL Balsamico
Etwas Salz
Etwas Minze, frisch

Zubereitung:
Backofen auf 200 °C Ober-/Unterhitze (180 °C Umluft) vorheizen. Kirschtomaten waschen und halbieren. Tomaten waschen und in Scheiben schneiden. Alle Tomaten in einer Auflaufform verteilen. Balsamico, Honig, Olivenöl und etwas Salz in einer Schüssel vermengen. Diese Mischung über die Tomaten geben. Tomaten für 20 Minuten in den Ofen stellen. Burrata mit den Händen zerkleinern. Pistazien hacken. Minze waschen und Blätter grob hacken. Tomaten herausnehmen. Burrata, Pistazien und Minze darüberstreuen, dann das fertige Low-Carb-Abendessen genießen.

68. HÄHNCHENPFANNE MIT ZUCCHININUDELN

Nährwerte pro Portion: 382 kcal, 8 g Kohlenhydrate, 18 g Fett, 46 g Eiweiß
Zubereitungsdauer: 25 Minuten

Zutaten für 1 Portion:

150 g Hähnchenbrustfilet
100 g Kirschtomaten
75 g Zucchini
1 EL Naturjoghurt
1 TL Olivenöl
½ Knoblauchzehe
Etwas Milch
Etwas Pfeffer
Etwas Salz
1 EL Erdnussöl
20 g Parmesan, gerieben

Zubereitung:

Hähnchen abwaschen und in Stücke schneiden. In einer Pfanne Olivenöl erhitzen, Hähnchen darin anbraten und etwas salzen. Kirschtomaten waschen und in zwei Hälften schneiden. Knoblauch schälen und hacken. Tomaten, Knoblauch und Erdnussöl zum Hähnchen geben. Zucchini waschen und in Streifen schälen. Herd zurückdrehen, etwas Milch in Pfanne geben. Dann Joghurt und Parmesan hinzufügen. Umrühren und alles mit Salz und Pfeffer würzen. Zucchininudeln zum Fleisch geben. Alles gut vermischen und wenige Minuten ziehen lassen. Zuletzt auf einem Teller anrichten.

69. LOW-CARB-PIZZA

Nährwerte pro Portion: 414 kcal, 9 g Kohlenhydrate, 24 g Fett, 38 g Eiweiß
Zubereitungsdauer: 30 Minuten

Zutaten für 1 Portion:

100 g Reibekäse
1 EL Tomatenmark
60 g Quark
1 EL Wasser
1 Ei
Etwas Salz und Pfeffer

Zubereitung:

Backofen auf 180 °C Ober-/Unterhitze (160 °C Umluft) vorheizen. In einer Schüssel Quark und 60 g Reibekäse vermischen. Das Ei hinzufügen und wieder gut mischen. Mischung auf Backblech mit Backpapier geben und zu einem Kreis streichen. Pizza für 15 Minuten in den Ofen geben. Währenddessen Tomatenmark und Wasser mischen. Pizza aus Ofen nehmen und Tomatensoße darauf verteilen. Übrigen Käse über die Pizza streuen, dann mit Salz und Pfeffer würzen. Weitere 10 Minuten im Ofen backen. Dann die Pizza herausnehmen, kurz abkühlen lassen und genießen.

70. CHAMPIGNON-AUFLAUF

Nährwerte pro Portion: 343 kcal, 6 g Kohlenhydrate, 28 g Fett, 16 g Eiweiß
Zubereitungsdauer: 20 Minuten

Zutaten für 1 Portion:

100 g Champignons	1 Frühlingszwiebel	2 EL Olivenöl
2 EL Tomatensoße	Etwas Salz und Pfeffer	50 g Mozzarella, gerieben

Zubereitung:
Backofen auf 220 °C Ober-/Unterhitze (200 °C Umluft) vorheizen. Champignons putzen und in zwei Hälften schneiden. Frühlingszwiebel waschen, putzen und in Ringe schneiden. In einer Pfanne Öl erhitzen. Champignons und Zwiebeln darin bei großer Hitze anbraten. Dann in eine ofenfeste Auflaufform geben. Tomatensoße hinzufügen, alles mit Salz und Pfeffer würzen und vermischen. Reibekäse über die Champignons streuen. Auflauf ca. 15 Minuten lang im Ofen backen, dann servieren.

71. FETA-ZUCCHINI-RÖLLCHEN

Nährwerte pro Portion: 431 kcal, 8 g Kohlenhydrate, 32 g Fett, 24 g Eiweiß
Zubereitungsdauer: 20 Minuten

Zutaten für 1 Portion:

150 g Zucchini	1 EL Olivenöl	100 g Feta
Etwas Thymian, getrocknet	10 g Haselnüsse, gehackt	

Zubereitung:
Zucchini waschen, dann die Enden wegschneiden. Zucchini mit dem Messer der Länge nach in dünne Scheiben schneiden. In einer Pfanne Öl erhitzen. Zucchinischeiben darin anbraten. Dann aus der Pfanne nehmen und auf ein Küchentuch legen. Feta quer in drei Teile schneiden. Thymian auf die Zucchinischeiben geben. Jede Scheibe an einem Rand mit gehackten Haselnüssen bestreuen. Zwei Zucchinischeiben nebeneinander legen, sodass sie sich überlappen. Ein Stück Feta darauflegen und mit Zucchini einwickeln. Zahnstocher zur Befestigung verwenden. Diese Schritte mit den weiteren Zucchinischeiben und Feta-Stücken wiederholen. Die Röllchen bei mittlerer Hitze in der Pfanne braten. Guten Appetit!

72. HACK-GEMÜSE-TOPF

Nährwerte pro Portion: 216 kcal, 9 g Kohlenhydrate, 7 g Fett, 27 g Eiweiß
Zubereitungsdauer: 20 Minuten

Zutaten für 2 Portionen:

½ Stange Lauch
½ rote Chilischote
200 g Beefsteakhack (Tatar)
Etwas Salz
2 Knoblauchzehen
1 Aubergine
75 ml Gemüsebrühe
5 g Ingwer
½ EL Rapsöl
1 ½ EL Sojasauce

Zubereitung:

Lauch putzen, abwaschen und in Ringe schneiden. Knoblauch und Ingwer schälen. Beides fein hacken. Chilischote waschen, entkernen und klein schneiden. Aubergine waschen, putzen und würfeln. In einem Wok Öl erhitzen. Auberginenwürfel hineingeben und bei mittlerer Hitze anbraten. Nach 5 Minuten Beefsteakhack, Lauchringe, Chili, Ingwer und Knoblauch hinzufügen. Alles vermischen und weiterbraten. In einer Schüssel Gemüsebrühe und Sojasauce vermischen. Mischung zu restlichen Zutaten in den Wok geben und dann aufkochen lassen. Mit Salz würzen, dann genießen.

73. GARNELEN AUS DEM OFEN MIT GEMÜSE

Nährwerte pro Portion: 377 kcal, 10 g Kohlenhydrate, 17 g Fett, 43 g Eiweiß
Zubereitungsdauer: 35 Minuten

Zutaten für 2 Portionen:

400 g Garnelen, küchenfertig
1 ½ Paprikaschoten
3 EL Kokosöl
125 g Sour Cream
200 g Brokkoli
½ rote Zwiebel
2 TL Kreuzkümmel
Etwas Salz
½ Limette
2 TL Currypulver

Zubereitung:

Backofen auf 220 °C Ober-/Unterhitze (200 °C Umluft) vorheizen. Garnelen waschen. Brokkoli waschen und in Röschen zerkleinern. Diese für 3 Minuten in kochendes Salzwasser geben. Garnelen und Brokkoli auf ein Backblech mit Backpapier geben. Paprika waschen und in Streifen schneiden. Zwiebel schälen und grob hacken. Beides zu Garnelen geben. Limette auspressen. In einem Topf Kokosöl, Limettensaft, Kreuzkümmel, Currypulver und etwas Salz geben. Alles erwärmen und vermengen. Mischung über Garnelen und dem Gemüse verteilen. Alles 15 Minuten im Ofen backen, dann mit Sour Cream genießen.

74. GEFÜLLTE PAPRIKA MIT FETA

Nährwerte pro Portion: 464 kcal, 9,5 g Kohlenhydrate, 34 g Fett, 28,5 g Eiweiß
Zubereitungsdauer: 30 Minuten

Zutaten für 2 Portionen:

1 kleine Zwiebel	1 El Olivenöl	200 g Hackfleisch
1 Knoblauchzehe	80 g Feta	1 Paprika, rot
1 Paprika, gelb	100 g Kirschtomaten	Etwas Salz und Pfeffer

Zubereitung:
Backofen auf 180 °C Ober-/Unterhitze (160 °C Umluft) vorheizen. Zwiebel schälen und fein hacken. In einer Pfanne etwas Öl erhitzen, Zwiebeln darin andünsten. Hackfleisch hinzufügen. Braten, bis das Hackfleisch gar ist. Knoblauch schälen und fein hacken. Feta in Würfel schneiden. Beides zum Hackfleisch in die Pfanne geben. Kurz umrühren, dann vom Herd nehmen. Oberen Teil der Paprika und Kerngehäuse entfernen. Die Schoten mit dem Hackfleisch füllen und in eine Auflaufform geben. Kirschtomaten waschen, vierteln, salzen, pfeffern und neben die Schoten legen. Alles für 15 Minuten im Ofen backen, dann die Schoten auf zwei Tellern servieren.

75. AUFLAUF MIT LACHS UND SPINAT

Nährwerte pro Portion: 355 kcal, 5 g Kohlenhydrate, 19 g Fett, 42 g Eiweiß
Zubereitungsdauer: 35 Minuten

Zutaten für 2 Portionen:

½ rote Zwiebel	1 Knoblauchzehe	1 EL Olivenöl
200 g Spinat, frisch	Etwas Salz und Pfeffer	100 g Reibekäse
250 g Lachsfilet	100 g Kirschtomaten	

Zubereitung:
Backofen auf 180 °C Ober-/Unterhitze (160 °C Umluft) vorheizen. Rote Zwiebel und Knoblauch schälen. Zwiebel in Ringe schneiden, Knoblauch hacken. In einer Pfanne Öl erhitzen. Zwiebeln andünsten. Dann Knoblauch und gewaschenen Spinat hinzufügen. Wenn der Spinat zusammengefallen ist, salzen und pfeffern. Reibekäse in die Pfanne geben und alles gut vermischen. Lachs in Auflaufform geben. Olivenöl dazugeben und mit Salz und Pfeffer würzen. Spinat ebenfalls in die Form geben. Kirschtomaten waschen, halbieren und neben dem Lachs platzieren. Alles für 20 Minuten im Ofen backen, dann herausnehmen und servieren.

76. RINDER-CARPACCIO

Nährwerte pro Portion: 345 kcal, 11 g Kohlenhydrate, 23 g Fett, 27 g Eiweiß
Zubereitungsdauer: 20 Minuten

Zutaten für 2 Portionen:

2 EL Balsamicoessig
2 EL Olivenöl
50 g Pinienkerne
100 g Rucola
200 g Rinderfilet (hauchdünn geschnitten)
1 EL Zitronensaft
Etwas Salz und Pfeffer
10 g Parmesan, gehobelt

Zubereitung:

Zwei Teller bereitstellen. Auf beiden etwas Balsamico-Essig verteilen. In einer Pfanne Öl erhitzen. Pinienkerne darin rösten. Rucola waschen und zerkleinern. Rinderfilet auf die Teller geben. Rucola darüber verteilen. In einer kleinen Schüssel Olivenöl und Zitronensaft vermischen. Mit Salz und Pfeffer würzen, dann über Teller verteilen. Am Ende Parmesan und Pinienkerne auf das Carpaccio geben. Alternativ zuerst den Rucola mit Olivenöl und Zitronensaft marinieren und auf den Teller geben. Dann das Carpaccio auf den Salat geben und zum Schluss Parmesan und Pinienkerne darüber verteilen.

77. ZUCCHINI-CARPACCIO

Nährwerte pro Portion: 196 kcal, 6 g Kohlenhydrate, 15 g Fett, 9 g Eiweiß
Zubereitungsdauer: 25 Minuten

Zutaten für 2 Portionen:

150 g Zucchini, grün
75 g Zucchini, gelb
1 ½ EL Olivenöl
Etwas Salz und Pfeffer
15 g Oliven
15 g getrocknete Tomaten
Etwas Basilikum, frisch
90 g Ricotta
Etwas Chilipulver
10 g Pinienkerne
10 g Rucola

Zubereitung:

Backofen auf 220 °C Ober-/Unterhitze (200 °C Umluft) vorheizen. Zucchini waschen und mit einem Gemüsehobel in dünne Scheiben schneiden. Scheiben auf einem Backblech verteilen. Mit Öl beträufeln, salzen und pfeffern. Zucchini für 8 Minuten im Ofen backen. Oliven und getrocknete Tomaten hacken. Basilikum waschen und Blätter fein hacken. Ricotta, Tomaten, Oliven und Basilikum in eine Schüssel geben. Vermischen, dann mit Salz, Pfeffer und Chili würzen. Rucola waschen. Pinienkerne in der Pfanne rösten. Zucchini auf Teller verteilen. Ricotta-Mischung daneben anrichten. Zum Schluss Pinienkerne und Rucola dazugeben und genießen.

78. GEBACKENER BLUMENKOHL

Nährwerte pro Portion: 464 kcal, 9 g Kohlenhydrate, 40 g Fett, 13 g Eiweiß
Zubereitungsdauer: 40 Minuten

Zutaten für 2 Portionen:

500 g Blumenkohl
Etwas Salz und Pfeffer
½ Knoblauchzehe
½ Limette
50 ml Olivenöl
3 Stängel Petersilie
40 g Walnusskerne
½ TL Chiliflocken
3 Stängel Basilikum
20 g Parmesan, gerieben

Zubereitung:
Backofen auf 180 °C Ober-/Unterhitze (160 °C Umluft) vorheizen. Blumenkohl abwaschen und in Scheiben schneiden. In einer Schüssel 2 EL Olivenöl, Chiliflocken, Salz und Pfeffer vermischen. Mit der Mischung den Blumenkohl bestreichen. Blumenkohl auf dem Backblech mit Backpapier 30 Minuten lang im Ofen backen. Petersilie und Basilikum waschen. Knoblauch schälen. Petersilie, Basilikum und Knoblauch mit Walnusskernen in Mixbecher geben. Übriges Olivenöl und Parmesan hinzufügen. Alles mixen, dann salzen, pfeffern und Limette in das Pesto pressen. Blumenkohl mit Pesto servieren.

79. EIER AUS DEM OFEN MIT SCHINKEN UND KÄSE

Nährwerte pro Portion: 297 kcal, 2 g Kohlenhydrate, 20 g Fett, 27 g Eiweiß
Zubereitungsdauer: 20 Minuten

Zutaten für 2 Portionen:

100 g gekochter Schinken
50 g Gouda, gerieben
½ EL Butter
½ Bund Schnittlauch
3 Eier
Etwas Salz und Pfeffer

Zubereitung:
Den Ofengrill vorheizen. Schinken in dünne Streifen schneiden. Butter in einer Pfanne erhitzen und Schinkenstreifen darin anbraten. Dann in eine ofenfeste Auflaufform legen. Eier aufschlagen, verquirlen und ebenfalls in die Form gießen. In den Ofen stellen und bei Grillfunktion backen. Nach ein paar Minuten Käse darüberstreuen und weiterbacken, bis die Eier fest sind. Schnittlauch waschen und klein schneiden. Eier aus dem Ofen nehmen, mit Salz und Pfeffer würzen und mit dem Schnittlauch garnieren.

Snacks

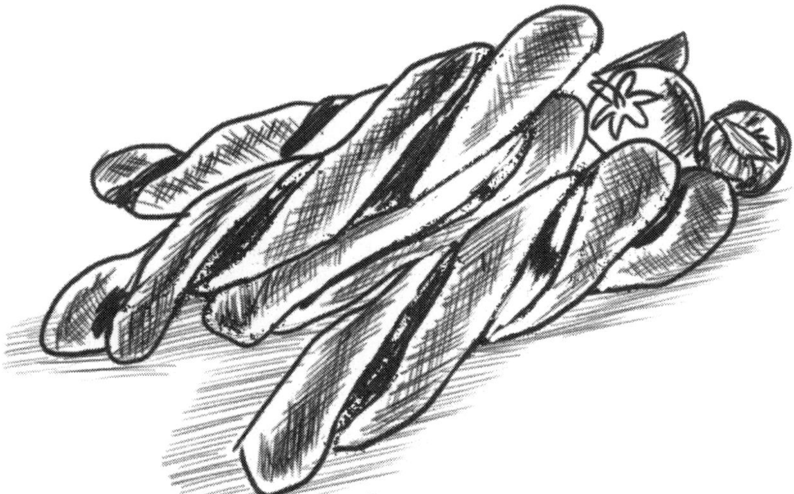

80. KNUSPER-TALER

Nährwerte pro Portion: 134 kcal, 4,8 g Kohlenhydrate, 10,3 g Fett, 4,4 g Eiweiß
Zubereitungsdauer: 45 Minuten

Zutaten für 10 Portionen:

1 Ei	2 EL Honig	Etwas Salz
5 EL Mandeln, gehackt	5 EL Sonnenblumenkerne	3 EL Kürbiskerne
3 EL Walnüsse, gehackt	2 EL Sesam	

Zubereitung:
Backofen auf 180 °C Ober-/Unterhitze (160 °C Umluft) vorheizen. In einer Schüssel ein Ei aufschlagen. Honig und eine Prise Salz dazugeben. Zutaten mit einem Schneebesen vermischen. Mandeln, Sonnenblumenkerne, Kürbiskerne, Walnüsse und Sesam hinzufügen. Alles nochmal gut vermischen. Backblech mit Backpapier vorbereiten. Mit zwei Esslöffeln flache Taler aus der Masse formen. Zwischen den platzierten Talern Abstand lassen. Für 30 Minuten im Ofen backen, dann genießen.

81. MANDEL-CRACKER

Nährwerte pro Portion: 85,6 kcal, 0,7 g Kohlenhydrate, 7,8 g Fett, 2,7 g Eiweiß
Zubereitungsdauer: 15 Minuten

Zutaten für 10 Portionen:

20 g Butter	100 g Mandeln, gemahlen	1 Ei
20 g Butter	Etwas Salz	Etwas Sesam

Zubereitung:
Backofen auf 175 °C Ober-/Unterhitze (155 °C Umluft) vorheizen. In eine Schüssel Butter und Mandeln geben. Das Ei aufschlagen und ebenfalls dazugeben. Alles verkneten, sodass ein Teig entsteht. Mit Salz und Sesam würzen, nochmal einige Minuten lang kneten. Die Masse zwischen zwei Lagen Backpapier geben, dann ausrollen. Den Teig mit einem Messer in kleine Rechtecke oder Quadrate zerteilen. Cracker 10 Minuten lang im Ofen backen. Dann in einer Vorratsdose aufbewahren oder sofort genießen.

82. GEMÜSE MIT KRÄUTERQUARK

Nährwerte pro Portion: 101 kcal, 8 g Kohlenhydrate, 3 g Fett, 8 g Eiweiß
Zubereitungsdauer: 15 Minuten

Zutaten für 1 Portion:

½ Chicorée
½ Gurke
1 Stangensellerie
25 g Magerquark
25 ml saure Sahne
25 g griechischer Joghurt (0% Fett)
Etwas Salz und Pfeffer
Etwas Petersilie, frisch
Etwas Schnittlauch

Zubereitung:

Gesamtes Gemüse waschen. Dann in dünne Streifen schneiden. In eine Schüssel Magerquark, griechischen Joghurt und saure Sahne füllen. Alles gut verrühren. Dann mit Salz und Pfeffer abschmecken. Petersilie und Schnittlauch waschen. Petersilie fein hacken, Schnittlauch klein schneiden. In den Quark geben und alles nochmal gut verrühren. Gemüse mit Kräuterquark anrichten.

83. NUSS-RIEGEL

Nährwerte pro Portion: 197 kcal, 8 g Kohlenhydrate, 17 g Fett, 7 g Eiweiß
Zubereitungsdauer: 35 Minuten

Zutaten für 12 Portionen:

100 g Mandeln, gemahlen
100 g Mandeln, gehackt
50 g Cashewnüsse
50 g Erdnüsse
20 g Flohsamenschalen
1 Ei
125 g Magerquark
20 g Stevia
65 g Kokosöl
10 g Kakaopulver ungesüßt
15 g Kokosblütenzucker
20 g Erdbeeren, getrocknet und in Stückchen

Zubereitung:

Backofen auf 200 °C Ober-/Unterhitze (180 °C Umluft) vorheizen. In einer Schüssel Mandeln, Cashewnüsse, Erdnüsse, Flohsamenschalen, Ei, Erdbeeren, Quark, Stevia und 50 g Kokosöl vermischen. Den daraus entstandenen Teig auf ein Backblech mit Backpapier geben und flach drücken. Für 25 Minuten im Ofen backen. In der Zwischenzeit restliches Kokosöl, Kakaopulver und Kokosblütenzucker in einen Topf geben. Kurz erwärmen und verrühren. Teig aus dem Ofen nehmen, in Riegel schneiden und die Schokosoße darüber geben. Dann den Low-Carb-Snack genießen.

84. PARMESANCHIPS

Nährwerte pro Portion: 140 kcal, 0 g Kohlenhydrate, 10 g Fett, 13 g Eiweiß
Zubereitungsdauer: 20 Minuten

Zutaten für 2 Portionen:
75 g Parmesan, am Stück
½ TL Rosmarin, getrocknet
Etwas Paprikapulver
Etwas Oregano, getrocknet

Zubereitung:
Backofen auf 180 °C Ober-/Unterhitze (160 °C Umluft) vorheizen. Parmesan in eine Schüssel fein reiben. Paprikapulver, Rosmarin und Oregano hinzufügen, dann alles gut vermengen. Aus der Käse-Mischung kleine Häufchen formen und auf einem Backblech mit Backpapier platzieren. Dabei etwas Abstand zwischen den einzelnen Häufchen lassen. Im heißen Ofen ca. 10 Minuten backen, bis die Käse-Häufchen zerlaufen sind. Sobald sie goldgelb sind, herausnehmen und abkühlen lassen. Dann vorsichtig vom Backpapier lösen und in einer Vorratsdose im Kühlschrank aufbewahren.

85. CHICORÉE MIT ZIEGENFRISCHKÄSE UND WALNÜSSEN

Nährwerte pro Portion: 75 kcal, 1 g Kohlenhydrate, 7 g Fett, 2 g Eiweiß
Zubereitungsdauer: 20 Minuten

Zutaten für 8 Portionen:
2 Mini-Chicorée
35 g Walnusskerne
100 g Ziegenfrischkäse
Etwas geriebene Orangenschale
Etwas Pfeffer

Zubereitung:
Den Chicorée putzen. Die einzelnen Blätter ablösen und dann gut abwaschen. Blätter auf einem Teller anrichten. Hälfte der Walnusskerne grob hacken. Die andere Hälfte als Dekoration für die Chicorée-Blätter bereitlegen. In eine Schüssel den Ziegenfrischkäse geben. Geriebene Orangenschale, etwas Pfeffer und die gehackten Walnusskerne hinzufügen. Alles gut verrühren. Auf jedes Chicorée-Blatt einen Klecks der Ziegenfrischkäse-Creme geben. Jeweils mit einem Walnusskern garnieren, dann genießen.

86. BURGER AM SPIEß

Nährwerte pro Portion: 54 kcal, 1 g Kohlenhydrate, 4 g Fett, 4 g Eiweiß
Zubereitungsdauer: 35 Minuten

Zutaten für 10 Portionen:

½ Schalotte
½ TL Worcestersauce
10 Salatblätter
½ Knoblauchzehe
Etwas Salz und Pfeffer
10 Kirschtomaten
200 g Rinderhackfleisch
2 ½ Scheiben Cheddar
10 Essiggurkenscheiben

Zubereitung:

Backofen auf 200 °C Ober-/Unterhitze (180 °C Umluft) vorheizen. Schalotte und Knoblauch schälen. Beides fein hacken. Hackfleisch in eine Schüssel geben. Schalotte, Knoblauch und Worcestersauce hinzufügen. Alles vermischen und mit Salz und Pfeffer würzen. Mit den Händen 10 Hackbällchen formen. Die Hackbällchen auf ein Backblech mit Backpapier legen und 15 Minuten lang im Ofen backen. Während der Backzeit Cheddarkäse in 10 gleich große Quadrate schneiden. Salatblätter waschen und etwas zerkleinern. Tomaten waschen. Holzspieße bereitlegen und die Burger-Zutaten aufspießen. Zuerst eine Tomate, dann eine Gurkenscheibe, ein Salatblatt, eine Scheibe Cheddar und zum Schluss ein gebackenes Fleischbällchen. Guten Appetit!

87. LOW-CARB-GURKEN-SUSHI

Nährwerte pro Portion: 295 kcal, 6 g Kohlenhydrate, 21,5 g Fett, 18,5 g Eiweiß
Zubereitungsdauer: 15 Minuten

Zutaten für 2 Portionen:

150 g Zucchini
100 g Frischkäse
1 Salatgurke
150 g Räucherlachs

Zubereitung:

Zucchini waschen und mit einem Schäler dünne Streifen abschälen. Streifen zurechtlegen und auf der Oberseite mit Frischkäse einstreichen. Gurke waschen und in kleine Stücke schneiden. Lachs waschen, trockentupfen und ebenfalls klein schneiden. Auf jede Zucchini an ein Ende ein Gurkenstück und ein wenig Lachs legen. Zum Rand der Zucchini drei Zentimeter Platz lassen. Zucchinischeiben nun aufrollen. Dabei mit der Seite beginnen, an der sich Gurke und Lachs befinden. Die Röllchen abschließend auf zwei Tellern anrichten.

88. ZUCCHINI-CHIPS

Nährwerte pro Portion: 191 kcal, 6 g Kohlenhydrate, 15 g Fett, 3,5 g Eiweiß
Zubereitungsdauer: 20 Minuten

Zutaten für 2 Portionen:

300 g Zucchini	2 EL Olivenöl	1 TL Knoblauchpulver
1 TL Paprikapulver	Etwas Salz	Prise schwarzen Pfeffer

Zubereitung:
Ofen auf 200 °C Ober-/Unterhitze (180 °C Umluft) vorheizen. Die Zucchini waschen und dann mit einem Gemüsehobel in dünne Scheiben hobeln. Die Zucchinischeiben in eine Schüssel füllen. Olivenöl hinzufügen, alles gut vermischen. Dann mit Salz, Pfeffer, Knoblauchpulver und Paprikapulver würzen. Zucchini auf einem Backblech mit Backpapier so nebeneinander legen, dass sie nicht überlappen. Notfalls auf zwei Ladungen aufteilen. Dann für 10 Minuten im Ofen backen, nach der Hälfte der Zeit wenden. Anschließend die Zucchini-Chips herausnehmen und genießen.

89. EIER-MUFFINS MIT SCHINKEN

Nährwerte pro Portion: 128 kcal, 3 g Kohlenhydrate, 19 g Fett, 11 g Eiweiß
Zubereitungsdauer: 20 Minuten

Zutaten für 6 Portionen:

1 kleine Zwiebel	3 Kirschtomaten	6 Eier
25 g Schinkenwürfel	30 g Reibekäse	Etwas Pfeffer

Zubereitung:
Backofen auf 200 °C Ober-/Unterhitze (180 °C Umluft) vorheizen. Zwiebel schälen und in Würfel schneiden. Tomaten waschen, dann vierteln. Eier in eine Schüssel aufschlagen und verquirlen. Schinken, Zwiebelwürfel, Tomaten und Käse hinzufügen. Alles gut miteinander vermischen und mit Pfeffer würzen. Eine Muffinform für 6 Muffins einfetten und die Eimasse gleichmäßig darin verteilen. Muffins für 15–20 Minuten im Ofen backen. Fertige Low-Carb-Muffins servieren.

90. QUARK-BRÖTCHEN MIT SONNENBLUMENKERNEN

Nährwerte pro Portion: 217,5 kcal, 3,7g Kohlenhydrate, 14,8 g Fett, 12,8 g Eiweiß
Zubereitungsdauer: 35 Minuten

Zutaten für 8 Portionen:

100 g Sonnenblumenkerne
2 EL Mohnsamen
300 g Quark
50 g Flohsamenschalen
75 g Mandelmehl
3 Eier
2 EL Chiasamen
1 TL Backpulver
50 g Kürbiskerne

Zubereitung:

Backofen auf 200 °C Ober-/Unterhitze (180 °C Umluft) vorheizen. Die Hälfte der Sonnenblumenkerne, Flohsamen, Mohnsamen, Chiasamen, Backpulver, Mandelmehl, Quark und Eier in eine Schüssel geben. Alles vermischen und zu einem Teig verarbeiten. Mit den Händen kleine Bällchen aus dem Teig formen. Die restlichen Sonnenblumenkerne und Kürbiskerne darauf verteilen. Die Teiglinge auf ein Backblech mit Backpapier legen. Für 25 Minuten im Ofen backen. Dann die Brötchen herausnehmen und warm genießen.

91. LOW-CARB-KÄSESTANGEN

Nährwerte pro Portion: 116 kcal, 1 g Kohlenhydrate, 9 g Fett, 5 g Eiweiß
Zubereitungsdauer: 40 Minuten

Zutaten für 20 Portionen:

160 g Mandeln, gemahlen
3 Eier
Etwas Salz
26 g Flohsamenschalen
160 g Gouda, gerieben
Etwas Pizzagewürz
½ Päckchen Backpulver
100 g Bacon
160 ml Wasser

Zubereitung:

Backofen auf 180 °C Ober-/Unterhitze (160 °C Umluft) vorheizen. Mandeln, Flohsamenschalen und Backpulver in eine Schüssel geben und vermischen. Eier trennen. Eiweiß zu den anderen Zutaten in die Schüssel geben, Eigelb beiseitestellen. Bacon in kleine Stücke schneiden, dann zusammen mit dem Käse in die Schüssel geben. Alles nochmal vermengen und mit Salz und Pizzagewürz verfeinern. Wasser hineingießen und alles zu einem Teig verarbeiten. Backblech mit Backpapier bereitlegen. Aus dem Teig mehrere Stangen formen und mit Eigelb bepinseln. Für 30 Minuten im Ofen backen, dann genießen.

92. PROTEIN-KEKSE

Nährwerte pro Portion: 45 kcal, 2 g Kohlenhydrate, 2 g Fett, 4 g Eiweiß
Zubereitungsdauer: 25 Minuten

Zutaten für 25 Portionen:
250 g Magerquark
50 g Eiweißpulver
1 TL Backpulver
100 g Mandeln
30 g Erythrit
½ TL Zimt
2 Eier
20 g Flohsamenschalen
½ TL Vanille

Zubereitung:
Backofen auf 200 °C Ober-/Unterhitze (180 °C Umluft) vorheizen. Eine Schüssel bereitstellen. Magerquark, Mandeln, Eier, Eiweißpulver, Erythrit, Flohsamenschalen und Backpulver hineingeben. Alles gut verrühren. Zimt und Vanille hinzufügen, dann nochmals verrühren. Backblech mit Backpapier vorbereiten. Mit zwei Esslöffeln den Teig zu Keksen formen. Diese mit etwas Abstand auf das Backblech legen. Für 20 Minuten im Ofen backen. Die fertigen Kekse gleich genießen oder in eine Vorratsdose füllen.

93. BROKKOLI-KÄSE-BÄLLCHEN

Nährwerte pro Portion: 35 kcal, 1 g Kohlenhydrate, 2 g Fett, 3 g Eiweiß
Zubereitungsdauer: 40 Minuten

Zutaten für 12 Portionen:
½ Zwiebel
1 TL Gemüsebrühe-Pulver
1 Ei
1 Brokkoli
50 g Gouda, gerieben
Etwas Salz und Pfeffer
1 EL Olivenöl
13 g Flohsamenschalen

Zubereitung:
Backofen auf 195 °C Ober-/Unterhitze (175 °C Umluft) vorheizen. Zwiebel schälen und fein hacken. Brokkoli waschen, dann zerkleinern und raspeln. Öl in einem Topf erhitzen. Zwiebel darin andünsten. Brokkoli hinzufügen und 6 Minuten lang braten. Dann Gemüsebrühe-Pulver in den Topf geben. Flohsamenschalen und Gouda ebenfalls hinzufügen, alles gut vermischen. Das Ei aufschlagen, verquirlen und mit Salz und Pfeffer würzen. In den Topf geben, einrühren und dann alles für wenige Minuten stehen lassen. Bällchen aus dem Teig formen. Diese auf einem Backblech mit Backpapier verteilen. Bällchen für 20 Minuten in den Ofen schieben, dann herausnehmen und genießen.

Desserts

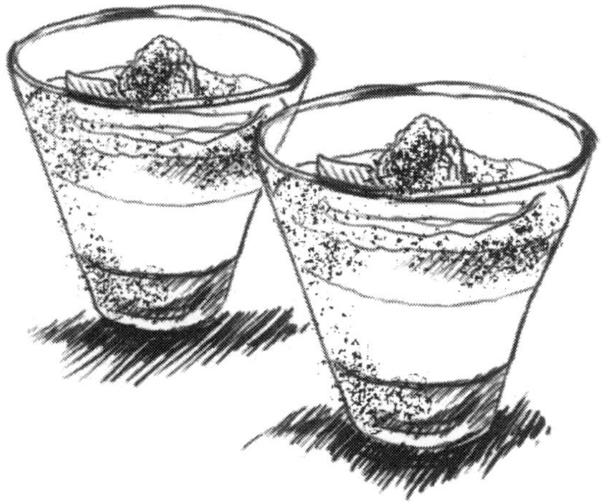

94. QUARK MIR BLAUBEEREN

Nährwerte pro Portion: 180 kcal, 9 g Kohlenhydrate, 7 g Fett, 17 g Eiweiß
Zubereitungsdauer: 20 Minuten

Zutaten für 2 Portionen:

125 g Blaubeeren, TK oder frisch
75 ml Buttermilch
250 g Quark (20 % Fett)
1 EL Limettensaft

Zubereitung:
Gefrorene Blaubeeren in einer Schüssel auftauen lassen. Ein paar Beeren für die Dekoration zur Seite legen. Falls frische Beeren verwendet werden, diese zuerst abwaschen, dann ebenfalls ein paar Beeren beiseitelegen. Die Beeren in der Schüssel mit einem Pürierstab pürieren. In einer zweiten Schüssel Quark, Buttermilch und Limettensaft vermengen. Alles verrühren, bis eine glatte Konsistenz entstanden ist. Anschließend die Blaubeerenmasse hinzufügen und alles gut vermischen. Zwei Gläser bereitstellen. Den fertigen Blaubeer-Quark hineinfüllen und mit frischen Blaubeeren dekorieren.

95. OMELETT MIT HIMBEEREN

Nährwerte pro Portion: 226,7 kcal, 2,4 g Kohlenhydrate, 12,7 g Fett, 19,7 g Eiweiß
Zubereitungsdauer: 20 Minuten

Zutaten für 1 Portion:

2 Eier
5 g Butter
Etwas Zimt
10 g Sahne
1 Handvoll Himbeeren
½ Banane
Etwas Xylit oder Erythrit
50 g Frischkäse

Zubereitung:
In eine Schüssel Eier aufschlagen. Sahne und Zuckerersatz hinzugeben und alles verquirlen. In einer Pfanne Butter erhitzen. Eimasse in der Pfanne ein paar Minuten backen. Einmal wenden und auch die andere Seite backen, bis sie braun ist, dann herausnehmen. Himbeeren waschen. Dann in eine weitere Schüssel Frischkäse, Zuckerersatz, Zimt und die Hälfte der Himbeeren füllen. Alles vermischen, dann auf einer Hälfte des Omeletts verteilen. Banane schälen und in Scheiben schneiden. Omelett zuklappen. Mit Himbeeren und Bananenscheiben garnieren.

96. SCHOKO-MOUSSE MIT AVOCADO

Nährwerte pro Portion: 216 kcal, 13 g Kohlenhydrate, 16 g Fett, 4 g Eiweiß
Zubereitungsdauer: 35 Minuten

Zutaten für 4 Portionen:

1 Avocado
40 ml Honig
12 Himbeeren
2 EL Kokosmilch
½ TL Vanillepulver
1 TL Kokosraspeln
40 g Kakaopulver ungesüßt
½ TL Chiasamen

Zubereitung:

Avocados in zwei Hälften schneiden und Stein entfernen. Avocado in einen Standmixer geben. Kokosmilch, Kakaopulver, Honig, Vanillepulver und Chiasamen hinzufügen. Alles mixen, bis eine cremige Masse entstanden ist. Fertige Schoko-Mousse mindestens 30 Minuten lang kalt stellen. Aus dem Kühlschrank nehmen. Himbeeren waschen, dann gemeinsam mit Kokosraspeln über der Schoko-Mousse verteilen und genießen.

97. BLAUBEER-MUFFINS

Nährwerte pro Portion: 193 kcal, 3,5 g Kohlenhydrate, 14,5 g Fett, 10 g Eiweiß
Zubereitungsdauer: 30 Minuten

Zutaten für 6 Portionen:

75 g Butter, weich
2 Eier, ungekühlt
30 g Kokosmehl
75 g Erythrit
85 ml Milch
1 TL Backpulver
½ TL Vanilleextrakt
65 g Mandelmehl
75 g TK-Blaubeeren

Zubereitung:

Backofen auf 180 °C Ober-/Unterhitze (160 °C Umluft) vorheizen. In eine Schüssel Butter und Erythrit geben. Vanilleextrakt hinzufügen und alles mit dem Handrührgerät schaumig rühren. Die Eier (nicht gekühlt) nacheinander untermixen, bis eine homogene Massen entstanden ist. Nun die Milch einrühren. Anschließend Mandelmehl, Kokosmehl und Backpulver mischen und vorsichtig unterheben. Zuletzt die Blaubeeren in den Teig geben. In die Muffinform Papierförmchen legen. Teig auf die 6 Förmchen aufteilen. Muffins 20–25 Minuten lang im Ofen backen, dann sind sie fertig.

98. LOW-CARB-BROWNIES

Nährwerte pro Portion: 239 kcal, 2,4 g Kohlenhydrate, 21 g Fett, 6,5 g Eiweiß
Zubereitungsdauer: 40 Minuten

Zutaten für 12 Portionen:

200 g dunkle Schokolade (mindestens 85 % Kakaogehalt)
150 g Puder-Erythrit
40 g Kakaopulver ungesüßt
130 g Butter
60 g Mandelmehl
3 Eier

Zubereitung:

Backofen auf 180 °C Ober-/Unterhitze (160 °C Umluft) vorheizen. Schokolade zerteilen und zusammen mit der Butter in eine Schüssel geben. In einem Topf Wasser zum Kochen bringen, die Schüssel einsetzen. Schokolade und Butter darin schmelzen lassen. Puder-Erythrit sieben und zur Butter-Schokolade-Masse geben. Dabei immer umrühren. Schüssel aus dem Wasserbad nehmen und 10 Minuten abkühlen lassen. In einer zweiten Schüssel Kakaopulver mit Mandelmehl vermischen. Eier aufschlagen und in einer dritten Schüssel schaumig schlagen. Nun die abgekühlte Schoko-Buttermasse vorsichtig einrühren, anschließend auch die Kakao-Mehl-Mischung. Den fertig gerührten Teig in eine Brownie-Form füllen und 20 Minuten im Ofen backen. Guten Appetit!

99. KEKSE MIT HIMBEEREN UND MACADAMIANÜSSEN

Nährwerte pro Portion: 155 kcal, 2 g Kohlenhydrate, 12 g Fett, 7,6 g Eiweiß
Zubereitungsdauer: 20 Minuten

Zutaten für 8 Portionen:

100 g Mandelmehl
50 g Macadamianüsse
80 g TK-Himbeeren
60 g Butter, weich
½ TL Vanilleextrakt
50 g Erythrit
Etwas Salz

Zubereitung:

Backofen auf 180 °C Ober-/Unterhitze (160 °C Umluft) vorheizen. Mandelmehl, Butter, Erythrit, Nüsse, Vanilleextrakt und Salz in Schüssel geben. Alles zu einem Teig kneten. Aufgetaute Himbeeren hinzufügen und nochmals kneten. Teig zu 8 Kugeln formen. Diese auf einem Backblech mit Backpapier verteilen und etwas platt drücken. Kekse für ca. 8 Minuten im Ofen backen. Dann herausnehmen und vor dem Verzehr abkühlen lassen.

100. QUARKBÄLLCHEN

Nährwerte pro Portion: 348 kcal, 7 g Kohlenhydrate, 17 g Fett, 41 g Eiweiß
Zubereitungsdauer: 25 Minuten

Zutaten für 1 Portion:

1 Ei
70 g Magerquark
20 g Proteinpulver
20 g Mandelmehl
10 ml Erdnussöl
½ Päckchen Backpulver
½ TL Vanilleextrakt
½ TL Stevia, flüssig
1 EL Puder-Xylit

Zubereitung:

Alle Zutaten in eine Schüssel geben und vermischen. Dann kneten, sodass ein Teig entsteht. Mit den Händen den Teig zu Bällchen formen. In einer tiefen Pfanne oder einem Topf Öl erhitzen. Bällchen hineingeben und anbraten. Bällchen herausnehmen, sobald sie leicht braun sind. Kurz abtropfen lassen, etwas Xylit darüberstreuen und genießen.

101. LOW-CARB-SCHOKOCREME

Nährwerte pro Portion: 105 kcal, 3 g Kohlenhydrate, 6 g Fett, 9 g Eiweiß
Zubereitungsdauer: 40 Minuten

Zutaten für 2 Portionen:

75 g griechischer Joghurt
1 TL Kokosöl
15 g Proteinpulver
1 TL Kakao
½ TL Vanilleextrakt
Etwas Stevia
1 Handvoll Himbeeren, frisch

Zubereitung:

In eine Schüssel Joghurt und Kokosöl geben und gut miteinander verrühren. Dann Proteinpulver, Kakao, Vanilleextrakt und etwas Stevia hinzufügen. Nochmals alle Zutaten verrühren. Zwei kleine Schüsseln bereitstellen. Joghurt-Masse gleichmäßig auf die beiden Schüsseln verteilen. Himbeeren waschen. Joghurt mit den Himbeeren dekorieren. Schüsseln für mindestens 30 Minuten in den Kühlschrank geben, damit der Joghurt fest wird. Dann herausnehmen und servieren.

102. WAFFELN MIT GRANATAPFELKERNEN

Nährwerte pro Portion: 174 kcal, 4 g Kohlenhydrate, 12 g Fett, 11 g Eiweiß
Zubereitungsdauer: 10 Minuten

Zutaten für 8 Portionen:

50 g Butter
2 EL Rapsöl
1 Granatapfel
4 Eier
6 EL Eiweißpulver
100 g Magerquark
160 g griechischer Joghurt

Zubereitung:
Waffeleisen bereitstellen und vorheizen. In einem Topf Butter schmelzen. Geschmolzene Butter, Eier, Magerquark und Rapsöl in eine Schüssel geben. Mit einem Handrührgerät zu einem Teig verrühren. Eiweißpulver in den Teig geben. Alles nochmal verrühren. Dann jeweils einen Teigklecks im Waffeleisen zerlassen und die Waffel goldbraun backen. Fertige Waffeln auf Teller legen. Granatapfel halbieren und Kerne herausschälen. Waffeln mit Granatapfelkernen und einem Löffel Joghurt pro Waffel dekorieren.

103. GRANOLA KNUSPERMÜSLI MIT HIMBEEREN

Nährwerte pro Portion: 328 kcal, 4,3 g Kohlenhydrate, 26,2 g Fett, 10,7 g Eiweiß
Zubereitungsdauer: 25 Minuten

Zutaten für 6 Portionen:

2 Eiklar
50 g Erythrit, braun
40 g Sonnenblumenkerne
100 g Haselnüsse, gehackt
50 g Kokoschips
10 g Chiasamen
100 g Mandeln, gehobelt
1 TL Vanilleextrakt
10 g Himbeeren, gefriergetrocknet

Zubereitung:
Backofen auf 180 °C Ober-/Unterhitze (160 °C Umluft) vorheizen. In einer Schüssel Eiweiß steif schlagen. Haselnüsse, Mandeln, Erythrit, Kokoschips, Sonnenblumenkerne, Chiasamen und Vanilleextrakt hinzufügen. Alles gut vermischen. Die Zutaten auf einem Backblech mit Backpapier ausbreiten. Für mindestens 7 Minuten in den Ofen geben. Dann kurz durchmischen und nochmals für 10 Minuten backen. Aus dem Ofen nehmen und abkühlen lassen. Zum Schluss Himbeeren in das fertige Granola mischen. Das Knuspermüsli entweder sofort genießen oder in eine Vorratsdose füllen.

104. NUSSKUCHEN

Nährwerte pro Portion: 195 kcal, 6 g Kohlenhydrate, 17 g Fett, 7 g Eiweiß
Zubereitungsdauer: 50 Minuten

Zutaten für 9 Portionen:

100 g Haselnüsse, gemahlen	100 g Mandeln, gemahlen	120 g Erythrit
4 Eier	30 g Kakao	3 EL Milch
2 TL Natron	50 g Haselnüsse, gehackt	

Zubereitung:
Backofen auf 200 °C Ober-/Unterhitze (180 °C Umluft) vorheizen. Backform mit Backpapier vorbereiten oder gut einfetten. Haselnüsse, Mandeln, Erythrit, Eier, Kakao, Milch und Natron in eine Schüssel füllen. Alles mit einem Handrührgerät vermischen. Einen Teil der gehackten Nüsse hinzufügen und nochmal verrühren. Die Masse in die Backform geben. Übrige gehackte Haselnüsse darauf verteilen. Den Teig für 40 Minuten im Ofen backen. Den Kuchen anschließend in Stücke schneiden und servieren.

105. SCHOKOKUCHEN MIT MANDELN

Nährwerte pro Portion: 295 kcal, 3 g Kohlenhydrate, 27 g Fett, 8 g Eiweiß
Zubereitungsdauer: 45 Minuten

Zutaten für 12 Portionen:

180 g Butter	100 g Zartbitterschokolade (mind. 75 % Kakao)	4 Eier
Etwas Stevia	1 TL Kakao	TL Backpulver
Etwas Salz	200 g Mandeln, gemahlen	

Zubereitung:
Backofen auf 180 °C Ober-/Unterhitze (160 °C Umluft) vorheizen. In einem Topf Butter schmelzen, dann den Herd zurückdrehen. Schokolade hacken und ebenfalls in den Topf geben. Rühren, bis die Schokolade geschmolzen ist. In eine Schüssel Eier aufschlagen. Schoko-Butter-Mischung hinzufügen und verrühren. Dann Stevia, Kakao, Backpulver und Salz hinzugeben. Nochmals alles vermischen. Mandeln in den Teig streuen und einrühren. Den Teig in eine Kastenform füllen und für 35 Minuten im Ofen backen. Dann herausnehmen, abkühlen lassen und genießen.

106. QUARK MIT MANGO UND WALNÜSSEN

Nährwerte pro Portion: 160 kcal, 8,5 g Kohlenhydrate, 9,7 g Fett, 10,6 g Eiweiß
Zubereitungsdauer: 10 Minuten

Zutaten für 8 Portionen:

500 g Magerquark
1 EL Zitronensaft
300 g TK-Mango
100 ml Sahne
1 TL Zitronenschalenabrieb
80 g Puder-Erythrit
70 g Walnüsse

Zubereitung:

Mango auftauen lassen. In eine Schüssel Magerquark, Sahne, Puder-Erythrit, Zitronensaft und Zitronenschalenabrieb geben. Mit dem Handrührgerät vermischen. Walnüsse hacken. Zur Masse hinzufügen und nochmal alles gut umrühren. 8 Gläser bereitstellen. Die fertige Creme gleichmäßig auf die Gläser verteilen. Aufgetaute Mango fein pürieren. Entstandenes Fruchtmus ebenfalls in die Gläser füllen und auf der Creme verteilen. Fertig!

Salate

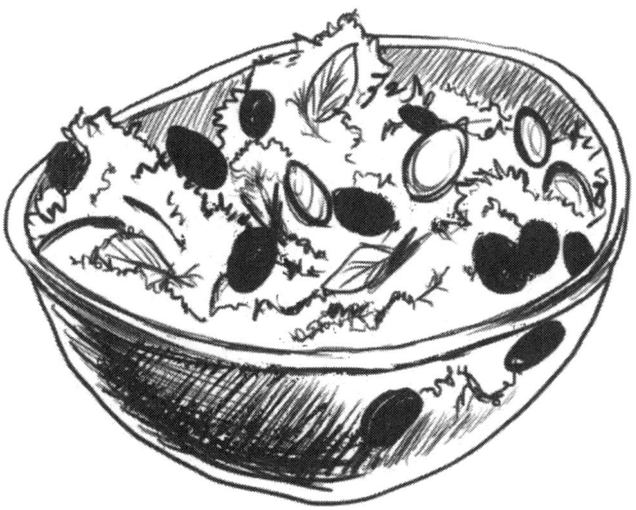

107. SALAT MIT BROKKOLI UND FETA

Nährwerte pro Portion: 310 kcal, 12 g Kohlenhydrate, 21 g Fett, 17 g Eiweiß
Zubereitungsdauer: 15 Minuten

Zutaten für 3 Portionen:

1 Brokkoli
150 g Cocktailtomaten
10 g getrocknete Tomaten
3 EL Öl von getrockneten Tomaten
Etwas Salz
150 g Feta
1 Handvoll Walnüsse
1 rote Zwiebel
Etwas Pfeffer
Etwas Petersilie, frisch
Etwas weißen Balsamico

Zubereitung:

Brokkoli waschen und Röschen lösen. In einem Topf Salzwasser zum Kochen bringen und Brokkoli darin garen. Zwiebel schälen und klein hacken. Cocktailtomaten waschen und halbieren. Getrocknete Tomaten ebenfalls halbieren. Feta würfeln.

Alle Zutaten in eine Schüssel geben und vermischen. Walnüsse hinzufügen. Dann mit Salz, Pfeffer, Öl und Balsamico verfeinern. Den fertigen Salat auf 3 Teller geben und mit frischer Petersilie bestreuen.

108. GRIECHISCHER SALAT

Nährwerte pro Portion: 139 kcal, 5,3 g Kohlenhydrate, 11,4 g Fett, 3,3 g Eiweiß
Zubereitungsdauer: 25 Minuten

Zutaten für 4 Portionen:

2 Tomaten
200 ml Wasser
1 TL Zuckerersatz
50 g Schafskäse
1 Salatgurke
Etwas Essig
3 EL Olivenöl
1 Zwiebel
Etwas Salz
4 Oliven

Zubereitung:

Tomaten und Salatgurke waschen. Tomaten in kleine Stücke, Gurke in dünne, lange Streifen schneiden. Zwiebel schälen und in Ringe schneiden. Tomaten, Gurken und Zwiebelringe in eine Schüssel geben. Für die Vinaigrette Wasser, Essig, Salz und Zuckerersatz miteinander verrühren. Olivenöl und Vinaigrette in die Schüssel über den Salat gießen. Alles gut vermischen und mit Salz würzen. Oliven entkernen und Schafskäse zerkleinern. Den Salat anrichten und die Oliven sowie den Schafskäse als Topping darüber verteilen.

109. TOMATEN-FENCHEL-SALAT

Nährwerte pro Portion: 145 kcal, 9,3 g Kohlenhydrate, 10 g Fett, 3 g Eiweiß
Zubereitungsdauer: 15 Minuten

Zutaten für 2 Portionen:

1 Fenchel	1 Zwiebel	3 Knoblauchzehen
200 g Tomaten	4 EL Essig	4 EL Olivenöl
3 EL Kräutermischung	Etwas Salz und Pfeffer	

Zubereitung:
Fenchel halbieren. Dann Strunk entfernen und den Fenchel in Scheiben schneiden. Zwiebel schälen und fein hacken. Knoblauch ebenfalls schälen und hacken. Tomaten waschen und in kleine Stücke schneiden. Fenchel, Tomaten, Zwiebeln und Knoblauch in Schüssel geben. Alles gut miteinander vermischen und mit Salz, Pfeffer, Kräutermischung, Essig und Öl verfeinern. Den fertigen Salat auf zwei Tellern anrichten.

110. SALAT MIT THUNFISCH UND EI

Nährwerte pro Portion: 255 kcal, 7 g Kohlenhydrate, 18 g Fett, 16 g Eiweiß
Zubereitungsdauer: 20 Minuten

Zutaten für 4 Portionen:

1 Kopfsalat	8 Kirschtomaten	1 Bund Frühlingszwiebeln
2 hart gekochte Eier	195 g Thunfisch, in Salzwasser	2 TL Senf
6 EL weißer Balsamico	6 EL Olivenöl	Etwas Salz und Pfeffer
Etwas Rohrohrzucker		

Zubereitung:
Kopfsalat abwaschen, trocken schleudern und zerkleinern. Tomaten waschen und in kleine Stücke schneiden. Frühlingszwiebeln putzen und in Ringe schneiden. Eier schälen und in Spalten schneiden. Thunfisch abtropfen lassen und mit den Händen zerkleinern. In einer kleinen Schüssel Balsamico, Olivenöl, Senf, Salz, Pfeffer und Zucker verrühren. Gemüse, Eier und Thunfisch in eine Schüssel füllen und das Dressing hinzufügen, anschließend genießen.

111. SALAT MIT GARNELEN

Nährwerte pro Portion: 279 g kcal, 7 g Kohlenhydrate, 11 g Fett, 37 g Eiweiß
Zubereitungsdauer: 25 Minuten

Zutaten für 2 Portionen:

400 g Garnelen (geschält)
Etwas Zitronensaft
10 Kirschtomaten
Etwas Salz und Pfeffer
2 Knoblauchzehen
Etwas Zitronenschalenabrieb
1 Möhre
2 EL Olivenöl
100 g Feldsalat
½ Gurke

Zubereitung:

Garnelen waschen und trockentupfen. Knoblauch schälen und fein hacken. In eine Schüssel 1 EL Olivenöl, Zitronensaft, Zitronenschalenabrieb und Knoblauch geben. Alles vermischen. Garnelen hinzufügen und 10 Minuten ziehen lassen. Salat waschen. Tomaten waschen und in zwei Hälften schneiden. Möhre und Gurke waschen, dann schälen. Beides in Scheiben schneiden. Gemüse in eine zweite Schüssel geben. Mit 1 EL Olivenöl, Salz und Pfeffer verfeinern. In einer Pfanne Öl erhitzen. Garnelen darin braten. Den Salat auf einem Teller anrichten und zum Schluss die fertig gebratenen Garnelen darüber verteilen.

112. SALAT MIT ERDBEEREN UND BRIE

Nährwerte pro Portion: 391 kcal, 11 g Kohlenhydrate, 33 g Fett, 14 g Eiweiß
Zubereitungsdauer: 20 Minuten

Zutaten für 4 Portionen:

1 Kopfsalat
300 g Brie
300 g Erdbeeren, frisch
2 EL eingelegter, grüner Pfeffer
3 EL Olivenöl
3 EL Balsamico-Creme

Zubereitung:

Salatblätter loslösen. Dann die Blätter gut abwaschen und trockenschleudern. Salat mit den Händen in kleine Stücke zerteilen. Erdbeeren waschen und putzen. Dann Stiele entfernen und Erdbeeren klein schneiden. Salatblätter und Erdbeeren in eine Schüssel geben. Olivenöl dazugeben und alles gut vermischen. Brie in kleine Würfel schneiden. Zusammen mit dem grünen Pfeffer auf dem Salat verteilen. Balsamico-Creme über den Salat geben und genießen.

113. CAESAR SALAD

Nährwerte pro Portion: 425 kcal, 3 g Kohlenhydrate, 31 g Fett, 40 g Eiweiß
Zubereitungsdauer: 25 Minuten

Zutaten für 2 Portionen:

200 g Romanasalat
2 EL Olivenöl
2 EL Zitronensaft
2 EL Parmesan, gehobelt
1 EL Rapsöl
2 Knoblauchzehen
1 EL Senf
300 g Hähnchenbrust
2 EL Mayonnaise
Etwas Salz und Pfeffer

Zubereitung:

Salat waschen, dann trockenschleudern. In einer Pfanne Rapsöl erhitzen. Hähnchen darin knusprig anbraten. In eine kleine Schüssel Olivenöl, Knoblauch, Mayonnaise, Zitronensaft, Senf, Salz und Pfeffer geben. Alles mit einem Pürierstab vermengen. Salat auf einen Teller geben und Dressing hinzufügen. Hähnchen aus der Pfanne nehmen, in Streifen schneiden und mit Salz und Pfeffer würzen. Hähnchen und Parmesan auf dem Salat verteilen. Guten Appetit!

114. ROHKOST-SALAT

Nährwerte pro Portion: 160 kcal, 7 g Kohlenhydrate, 12 g Fett, 6 g Eiweiß
Zubereitungsdauer: 5 Minuten

Zutaten für 2 Portionen:

½ Romanasalat
1 EL Olivenöl
Etwas Stevia
20 g Physalis
80 g Rotkohl
1 EL weißer Balsamico
1 EL Sonnenblumenkerne
6 Kirschtomaten
Etwas Salz und Pfeffer
1 EL Kürbiskerne

Zubereitung:

Romanasalat waschen und zerkleinern. Rotkohl waschen, vierteln und klein schneiden. Tomaten waschen und vierteln. Salat, Rotkohl und Tomaten in Schüssel geben. In einer kleinen Schüssel Olivenöl, weißen Balsamico, Salz, Pfeffer und etwas Stevia verrühren. Das fertige Dressing in den Salat mischen. Zwei Schälchen bereitstellen und den Salat gleichmäßig darauf aufteilen. Mit Sonnenblumenkernen, Kürbiskernen und gewaschenen Physalis dekorieren.

115. LACHS-AVOCADO-SALAT

Nährwerte pro Portion: 219 kcal, 4,5 Kohlenhydrate, 16,8 g Fett, 12,3 g Eiweiß
Zubereitungsdauer: 15 Minuten

Zutaten für 3 Portionen:

2 Avocados
150 g Räucherlachs
Etwas Salz und Pfeffer
1 Zwiebel
1 EL Crème fraîche
1 Bund Schnittlauch
½ Zitrone

Zubereitung:
Avocado in zwei Hälften schneiden und Stein entfernen. Dann in kleine Würfel schneiden. Zwiebel schälen und fein hacken. Schnittlauch waschen und in kleine Röllchen schneiden. Räucherlachs in kleine Stücke schneiden. Avocado-Würfel und Lachs in eine Schüssel geben. Crème fraîche und Zitronensaft hinzufügen. Alles gut vermischen und mit Salz und Pfeffer würzen. Den Lachs-Avocado-Salat auf 3 Tellern anrichten und mit etwas Schnittlauch dekorieren.

116. FETA-WASSERMELONEN-SALAT

Nährwerte pro Portion: 160 kcal, 10 g Kohlenhydrate, 10 g Fett, 6 g Eiweiß
Zubereitungsdauer: 15 Minuten

Zutaten für 10 Portionen:

1 kleine Wassermelone, kernlos
100 ml Zitronensaft
5 EL Olivenöl
3 Stiele Minze
1 TL Zuckerersatz
400 g Feta
Etwas Salz und Pfeffer

Zubereitung:
Wassermelone halbieren, dann in Spalten schneiden. Fruchtfleisch von der Schale der Wassermelone lösen. Dieses dann in kleine Stücke schneiden. Minze waschen. Blätter abzupfen und fein hacken. Feta mit den Händen zerkleinern. Melonenstücke, Feta und Minze in eine Schüssel geben. In einer zweiten kleinen Schüssel Zitronensaft, Zuckerersatz, Salz und Pfeffer vermischen. Dann Öl hinzufügen und nochmals umrühren. Das Dressing über den Salat geben und diesen servieren.

117. KÄSE-WURST-SALAT MIT TOMATEN

Nährwerte pro Portion: 548 kcal, 7 g Kohlenhydrate, 36 g Fett, 47 g Eiweiß
Zubereitungsdauer: 10 Minuten

Zutaten für 4 Portionen:

4 Tomaten
400 g Kochschinken
Etwas Salz und Pfeffer
1 Salatgurke
150 g Joghurt
400 g Emmentaler
1 Packung Kräutermischung

Zubereitung:

Tomaten waschen und in kleine Stücke schneiden. Gurke waschen, schälen und ebenfalls in Stücke schneiden. Kochschinken und Emmentaler in Würfel schneiden. Alles zusammen in eine Schüssel geben. In einer zweiten Schüssel den Joghurt mit der Kräutermischung gut verrühren. Joghurt-Kräuter-Mischung in den Salat geben. Alles vermischen und mit Salz und Pfeffer würzen. Salat auf 4 Teller aufteilen und genießen.

118. SALAT MIT RINDERFILETSTREIFEN

Nährwerte pro Portion: 437 kcal, 11 g Kohlenhydrate, 20 g Fett, 36 g Eiweiß
Zubereitungsdauer: 35 Minuten

Zutaten für 2 Portionen:

300 g Rinderfilet
1 rote Zwiebel
2 EL Zitronensaft
2 ½ EL Pflanzenöl
1 Paprikaschote, rot
150 g Radicchio
10 entsteinte schwarze Oliven
Etwas Salz und Pfeffer
150 g Kirschtomaten
½ Avocado
1 Knoblauchzehe

Zubereitung:

Rinderfilet abwaschen und in Streifen schneiden. Paprikaschote und Kirschtomaten waschen. Paprika klein schneiden, Tomaten vierteln. Zwiebel schälen und grob hacken. Blätter von Radicchio loslösen, waschen und zerkleinern. Avocado halbieren, Stein entfernen, dann in Streifen schneiden. Etwas Zitronensaft auf Avocado-Streifen geben. Oliven klein schneiden. Knoblauch schälen und fein hacken. In einer Pfanne 2 EL Öl erhitzen. Oliven und Knoblauch kurz darin andünsten. Dann Rinderfiletstreifen hinzufügen, diese nur kurz und scharf anbraten. Alles mit Salz und Pfeffer würzen. Restliche Zutaten in eine Schüssel füllen. Etwas Zitronensaft, übriges Öl, Salz und Pfeffer hinzufügen. Alles mischen und zum Schluss Fleisch mit Oliven hinzugeben, dann genießen.

119. CHAMPIGNON-RUCOLA-SALAT

Nährwerte pro Portion: 339 kcal, 11 g Kohlenhydrate, 26 g Fett, 12 g Eiweiß
Zubereitungsdauer: 20 Minuten

Zutaten für 2 Portionen:

1 Zwiebel
1 TL Oregano
10 Kirschtomaten
200 g Champignons
Etwas Salz und Pfeffer
2 EL Balsamico
5 EL Olivenöl
1 Bund Rucola
40 g Parmesan, gehobelt

Zubereitung:

Zwiebel schälen und in Streifen schneiden. Die Champignons putzen und halbieren. In einer Pfanne 2 EL Öl erhitzen. Champignons und Zwiebeln darin anbraten. Zwischendurch umrühren und mit Oregano, Salz und Pfeffer würzen. Rucola waschen und zerkleinern. Tomaten waschen, dann halbieren. Rucola auf zwei Teller verteilen und salzen. Balsamico und restliches Öl darüber träufeln. Tomaten, Champignons und Parmesan dazugeben, dann den Salat servieren.

120. HÜTTENKÄSE-SALAT MIT PAPRIKA

Nährwerte pro Portion: 287 kcal, 7,9 g Kohlenhydrate, 11,2 g Fett, 37,9 g Eiweiß
Zubereitungsdauer: 10 Minuten

Zutaten für 1 Portion:

1 Paprikaschote, rot
100 g Hüttenkäse
Etwas Salz und Pfeffer
100 g Putenbrustaufschnitt oder Kochschinken
1 TL Olivenöl
Etwas Knoblauchpulver

Zubereitung:

Paprikaschote waschen, halbieren und Kerngehäuse entfernen. Dann in kleine Stücke schneiden. Putenbrustaufschnitt oder Kochschinken ebenfalls in kleine Stücke schneiden. Paprika und Wurst in eine Schüssel geben. Hüttenkäse hinzufügen, dann alles gut vermischen. Olivenöl in den Salat geben. Zum Schluss alles mit Salz, Pfeffer und etwas Knoblauchpulver würzen. Nochmals umrühren, dann genießen.

Suppen

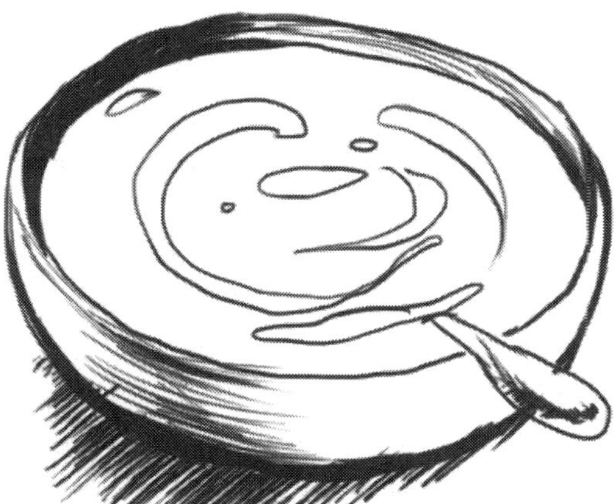

121. BROKKOLISUPPE

Nährwerte pro Portion: 290 kcal, 4 g Kohlenhydrate, 25 g Fett, 13 g Eiweiß
Zubereitungsdauer: 20 Minuten

Zutaten für 4 Portionen:

200 g Brokkoli
400 ml Hühnerbrühe
2 Knoblauchzehen
170 g Cheddar-Käse
125 g Schlagsahne
Etwas Salz und Pfeffer

Zubereitung:
Brokkoli waschen und in Röschen zerteilen. Knoblauch schälen und fein hacken. Diesen in einem großen Topf anbraten. Nach einer Minute Schlagsahne, Hühnerbrühe und Brokkoli hinzufügen. Ca. 10–20 Minuten lang köcheln lassen. Den Topf vom Herd nehmen und Brokkoli mit dem Stabmixer pürieren. Cheddar-Käse nach und nach zum Brokkoli geben, dabei ständig umrühren. Wenn der Käse komplett geschmolzen ist, mit Salz und Pfeffer würzen. Die Suppe auf 4 Suppenteller aufteilen und servieren.

122. ZUCCHINISUPPE

Nährwerte pro Portion: 128 kcal, 8 g Kohlenhydrate, 10 g Fett, 2 g Eiweiß
Zubereitungsdauer: 15 Minuten

Zutaten für 3 Portionen:

1 Zwiebel
300 g Zucchini
Etwas Salz und Pfeffer
50 ml Sahne
1 Knoblauchzehe
100 ml Gemüsebrühe
Etwas Muskat
1 EL Olivenöl
2 Stängel Petersilie
50 ml saure Sahne

Zubereitung:
Zwiebel und Knoblauch schälen, dann fein hacken. In einem Topf Olivenöl erhitzen und beides darin andünsten. Zucchini waschen und würfeln. Zusammen mit der Gemüsebrühe ebenfalls in den Topf geben. Petersilie waschen, grob hacken und in den Topf streuen. Die Zutaten für 10 Minuten leicht köcheln lassen. Dann alles mit dem Stabmixer pürieren. Mit Muskat, Salz und Pfeffer würzen. Sahne und saure Sahne hinzufügen und nochmal umrühren. Dann die Low-Carb-Zucchinisuppe genießen.

123. TOMATENSUPPE

Nährwerte pro Portion: 125 kcal, 7 g Kohlenhydrate, 7 g Fett, 3 g Eiweiß
Zubereitungsdauer: 30 Minuten

Zutaten für 2 Portionen:

400 g Tomaten
10 g Butter
2 TL Olivenöl
½ Knoblauchzehe
125 ml Gemüsebouillon
1–2 Stängel Basilikum
½ Schalotte
Etwas Salz und Pfeffer

Zubereitung:
Am Stielansatz Tomaten über Kreuz einritzen. Wasser zum Kochen bringen. Tomaten kurz hineintauchen, dann kalt abwaschen. Tomaten schälen und würfeln. Knoblauch und Schalotte schälen, dann fein hacken. In einem Topf Butter erhitzen, Knoblauch und Schalotte darin andünsten. Tomatenwürfel hinzufügen. Nach wenigen Minuten Bouillon hineingießen, dann alles für 10 Minuten köcheln lassen. Vom Herd nehmen, Tomaten pürieren und sieben. Zuletzt salzen und pfeffern. Suppe in zwei Teller geben. Vor dem Servieren mit etwas Olivenöl und gewaschenen Basilikumblättern garnieren.

124. KOKOSSUPPE MIT SHRIMPS

Nährwerte pro Portion: 430 kcal, 9 g Kohlenhydrate, 37 g Fett, 13 g Eiweiß
Zubereitungsdauer: 10 Minuten

Zutaten für 2 Portionen:

1 Dose Kokosmilch
2 EL Chili-Chicken-Sauce
1 El Wasabinüsse
50 g Schlagsahne
1 TL Currypulver
1 EL Limettensaft
50 ml Gemüsebrühe
50 g Shrimps, gegart
Etwas Salz und Pfeffer

Zubereitung:
In einen Topf Kokosmilch, Schlagsahne, Gemüsebrühe, Chicken-Sauce und Currypulver geben. Ungefähr 5 Minuten bei schwacher Hitze köcheln lassen. Shrimps abwaschen und abtropfen lassen. Wasabinüsse grob hacken. Shrimps in den Topf geben. Dann Suppe kurz aufkochen lassen und mit Salz, Pfeffer und Limettensaft verfeinern. Fertige Suppe auf zwei Teller verteilen und mit den Nüssen dekorieren.

125. LOW-CARB-MINESTRONE

Nährwerte pro Portion: 255 kcal, 8,3 g Kohlenhydrate, 16,9 g Fett, 14,3 g Eiweiß
Zubereitungsdauer: 30 Minuten

Zutaten für 4 Portionen:

½ Zwiebel
150 g Zucchini
1 EL Olivenöl
1 l Wasser
Eine Prise Salz
1 Knoblauchzehe
300 g Tomaten
300 g TK-Kaisergemüse
1 EL Gemüsebrühe
1 Lauchzwiebel
200 g Pfefferbeißer
150 g TK-Rosenkohl
Etwas Pfeffer

Zubereitung:

Zwiebel und Knoblauch schälen. Beides fein hacken. Lauchzwiebel waschen, dann in Ringe schneiden. Zucchini und Tomaten waschen und würfeln. Pfefferbeißer in kleine Stücke schneiden. In einem Topf Öl erhitzen. Zwiebeln und Lauchzwiebel kurz andünsten. Dann Knoblauch, Rosenkohl und Kaisergemüse hinzufügen. Nach ein paar Minuten Tomaten hinzugeben. Gut umrühren. Wasser in den Topf gießen und Gemüsebrühe dazugeben. Zuletzt Pfefferbeißer und Zucchiniwürfel in den Topf füllen. Alles mit Salz und Pfeffer würzen. Den Topf zudecken, Herd zurückdrehen und Minestrone für mindestens 10 Minuten köcheln lassen. Zum Schluss die Suppe auf 4 Teller aufteilen und servieren.

126. HOKKAIDO-KÜRBISSUPPE

Nährwerte pro Portion: 537,5 kcal, 29,5 g Kohlenhydrate, 29,5 g Fett, 8,0 g Eiweiß
Zubereitungsdauer: 35 Minuten

Zutaten für 2 Portionen:

½ Hokkaido-Kürbis (ca. 400 g)
500 ml Kokosmilch, fettarm
1 TL Currypulver
½ Zwiebel
500 ml Gemüsebrühe
1 TL Muskat
1 EL Olivenöl
Etwas Salz und Pfeffer

Zubereitung:

Kürbis entkernen, dann in Würfel schneiden. Zwiebel schälen und ebenfalls würfeln. In einem Topf Öl erhitzen, Zwiebeln darin anbraten. Kürbisstücke hinzufügen. Dann Gemüsebrühe und Kokosmilch langsam in den Topf gießen. Herd zurückdrehen und alles 25 Minuten lang köcheln lassen. Wenn der Kürbis weich ist, die Suppe gut pürieren. Mit Salz, Pfeffer, Muskat und Currypulver abschmecken, dann genießen.

127. RAHMSPINATSUPPE

Nährwerte pro Portion: 320 kcal, 10 g Kohlenhydrate, 26 g Fett, 8,5 g Eiweiß
Zubereitungsdauer: 25 Minuten

Zutaten für 1 Portion:

¼ Zwiebel	½ Knoblauchzehe	1 EL Olivenöl
½ TL Xylit	150 ml Gemüsebrühe	200 g TK-Rahmspinat
60 ml Sahne	Etwas Salz und Pfeffer	

Zubereitung:
Zwiebel und Knoblauch schälen, beides fein hacken. In einem Topf Öl erhitzen. Zwiebel darin andünsten und Xylit hinzufügen. Dann Knoblauch dazugeben. Mit Gemüsebrühe ablöschen. Den TK-Rahmspinat in den Topf geben, den Herd etwas zurückdrehen und den Spinat langsam auftauen lassen. Wenn der Spinat aufgetaut ist, die Sahne hinzugeben. Nun die Suppe bei mittlerer Hitze köcheln lassen. Zum Schluss mit Salz und Pfeffer abschmecken, dann servieren.

128. BLUMENKOHLSUPPE MIT ROMANESCO

Nährwerte pro Portion: 137 kcal, 8 g Kohlenhydrate, 8 g Fett, 8 g Eiweiß
Zubereitungsdauer: 35 Minuten

Zutaten für 2 Portionen:

250 g Romanesco	250 g Blumenkohl	Etwas Salz
½ Zitrone	75 ml saure Sahne	375 ml Gemüsebrühe
Etwas Pfeffer	Etwas Muskat	1 Stiel Minze

Zubereitung:
Romanesco und Blumenkohl waschen. Beide in Röschen zerteilen. Etwas Salzwasser zum Kochen bringen. Blumenkohl hineingeben, Zitrone auspressen und den Saft hinzufügen. Blumenkohl 8 Minuten garen, dann herausnehmen und mit kaltem Wasser abschrecken. Romanesco im selben Topf garen, dann herausnehmen und abschrecken. Hälfte des Romanesco und den ganzen Blumenkohl pürieren. Nochmals in den Topf geben. Gemüsebrühe und saure Sahne hinzufügen. Gut umrühren, dann 15 Minuten köcheln lassen. Suppe mit Salz, Pfeffer und Muskat würzen. Minze waschen und Blätter abzupfen. Übrigen Romanesco in den Topf geben und nochmals erhitzen. Die Suppe auf zwei Teller aufteilen und mit Minze dekorieren.

129. FISCHSUPPE MIT PAPRIKA UND MÖHREN

Nährwerte pro Portion: 88 kcal, 3 g Kohlenhydrate, 2 g Fett, 13 g Eiweiß
Zubereitungsdauer: 20 Minuten

Zutaten für 2 Portionen:

½ rote Paprikaschote	1 kleine Möhre	1 Schalotte
1 TL Rapsöl	Etwas Salz und Pfeffer	300 ml Fischfond
100 g Schellfischfilet		

Zubereitung:
Paprikaschote waschen, entkernen und in kleine Stücke schneiden. Möhre waschen, schälen und in Scheiben schneiden. Schalotte schälen und fein hacken.
In einem Topf Öl erhitzen. Paprika, Schalotte und Möhre darin andünsten. Salzen und pfeffern. Nach einer Minute den Fischfond hinzufügen. Aufkochen und 5 Minuten köcheln lassen. Fischfilet abwaschen und trockentupfen. Den Fisch in Stücke schneiden und in die Suppe geben. 5 Minuten ziehen lassen. Nochmals mit Salz und Pfeffer würzen, dann die fertige Suppe servieren.

130. CHAMPIGNONCREMESUPPE

Nährwerte pro Portion: 396 kcal, 8 g Kohlenhydrate, 37 g Fett, 6 g Eiweiß
Zubereitungsdauer: 25 Minuten

Zutaten für 2 Portionen:

1 Zwiebel	1 Knoblauchzehe	1 Lauchzwiebel
250 g Champignons	50 g Pfifferlinge, frisch	1 TL Butter
300 ml Gemüsebrühe	200 g Sahne	Etwas Pfeffer

Zubereitung:
Zwiebel und Knoblauchzehe schälen. Beides fein hacken. Lauchzwiebel waschen und in Ringe schneiden. Champignons putzen und in Scheiben schneiden. Pfifferlinge putzen, aber nicht zerkleinern. In einem Topf Butter schmelzen lassen. Zwiebel darin andünsten. Dann Knoblauch hinzufügen. Nach ein paar Minuten Champignons und Pfifferlinge in den Topf geben. Wenn die Champignons angebraten sind, mit Gemüsebrühe ablöschen und aufkochen lassen. Sahne hinzufügen und nochmals aufkochen lassen. Dann den Herd zurückdrehen und die Suppe mindestens 10 Minuten köcheln lassen. Zum Schluss mit Pfeffer würzen, mit Lauchzwiebeln dekorieren und genießen.

131. SPARGELCREMESUPPE

Nährwerte pro Portion: 162 kcal, 7 g Kohlenhydrate, 13 g Fett, 4 g Eiweiß
Zubereitungsdauer: 40 Minuten

Zutaten für 4 Portionen:

500 g weißer Spargel	1 l Gemüsebrühe	2 Schalotten
1 EL Butter	1 EL Mandelmehl	125 ml Schlagsahne
1 EL Zitronensaft	Etwas Salz und Pfeffer	2 EL Schnittlauchröllchen

Zubereitung:
Spargel waschen, schälen und klein schneiden. In einem Topf Gemüsebrühe aufkochen. Darin den Spargel 20 Minuten lang kochen lassen. Spargel abgießen. Sud in einer Schüssel auffangen. Den Spargel pürieren. Schalotten schälen und hacken. In einem Topf Butter zum Schmelzen bringen. Mehl und Schalotten hineingeben und anschwitzen. Vorher aufgefangenen Sud langsam in den Topf schütten, dabei gut umrühren. Dann köcheln lassen. Nach 10 Minuten den pürierten Spargel und die Sahne hinzugeben. Alles mit Zitronensaft, Salz und Pfeffer verfeinern. Vor dem Servieren mit Schnittlauchröllchen dekorieren.

132. KÄSE-LAUCH-SUPPE MIT HACKFLEISCH

Nährwerte pro Portion: 414 kcal, 7,5 g Kohlenhydrate, 31,5 g Fett, 22,7 g Eiweiß
Zubereitungsdauer: 25 Minuten

Zutaten für 6 Portionen:

1 Zwiebel	3 Lauchstangen	1 EL Olivenöl
75 g Schinkenwürfel	400 g Rinderhackfleisch	1 l Gemüsebrühe
200 g Schmelzkäse	200 g Crème fraîche	Etwas Salz und Pfeffer

Zubereitung:
Zwiebel schälen und fein hacken. Lauch waschen, putzen und in kleine Ringe schneiden. In einem Topf Olivenöl erhitzen. Zwiebeln andünsten, Schinkenwürfel hinzufügen und mitbraten. Rinderhackfleisch ebenfalls in den Topf geben. Wenn es fertig gebraten ist, Lauch im Topf mitdünsten. Nach wenigen Minuten Gemüsebrühe hineingießen. Dann den Topf abdecken, den Herd zurückdrehen und alles 20 Minuten lang köcheln lassen. Zum Schluss Crème fraîche und Schmelzkäse hinzufügen. Alles nochmal aufkochen lassen und mit Salz und Pfeffer würzen. Die fertige Low-Carb-Suppe genießen.

133. BÄRLAUCHCREMESUPPE

Nährwerte pro Portion: 137 kcal, 1,4 g Kohlenhydrate, 11 g Fett, 2 g Eiweiß
Zubereitungsdauer: 20 Minuten

Zutaten für 4 Portionen:

150 g Bärlauch
1 Bund Schnittlauch
1 Schalotte
1 EL Olivenöl
500 ml Gemüsebrühe
150 g Crème fraîche
Etwas Salz und Pfeffer

Zubereitung:

Bärlauch abwaschen, trocken schütteln und in Streifen schneiden. Schnittlauch waschen und Schalotte schälen. Beides fein hacken. In einem Topf Olivenöl erhitzen. Schalotte darin wenige Minuten dünsten. Bärlauch und Gemüsebrühe hinzufügen. Die Zutaten 10 Minuten lang köcheln lassen. Alles fein pürieren. Crème fraîche hinzugeben, gut umrühren und nochmals aufkochen lassen. Zum Schluss mit Salz und Pfeffer würzen. Vor dem Servieren den gehackten Schnittlauch in die Suppe geben.

Drinks und Smoothies

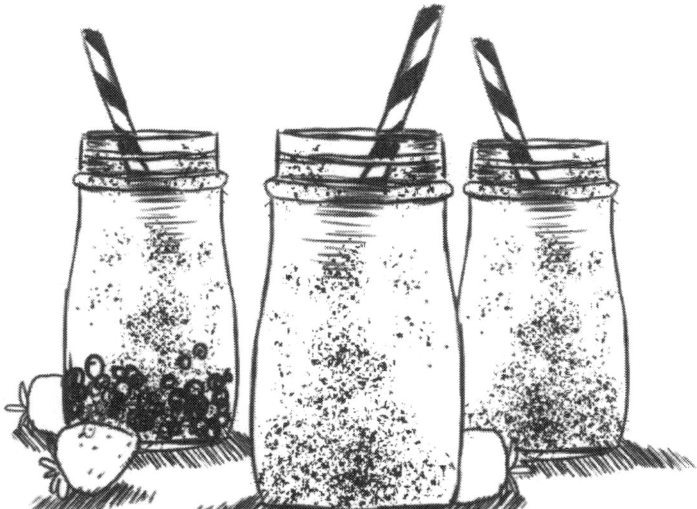

134. ZITRONEN-EISTEE

Nährwerte pro Portion: 12 kcal, 1 g Kohlenhydrate, 0 g Fett, 1 g Eiweiß
Zubereitungsdauer: 30 Minuten

Zutaten für 1 Portion:

3 EL Tee, schwarz
1 Zitrone
3 Stängel Minze

Zubereitung:

Teebeutel oder Tee-Ei bereitlegen und getrocknete Teeblätter hineinfüllen. Beutel oder Tee-Ei in eine Kanne geben, 1 Liter kochendes Wasser aufgießen. Tee 5–10 Minuten lang ziehen lassen, dann den Teebeutel herausnehmen. Zitrone in zwei Hälften schneiden und auspressen. Minze waschen und Blätter abzupfen. Zitronensaft und Minzblätter ebenfalls in den Eistee geben. Wenn der Tee gut abgekühlt ist, für 10 Minuten in den Kühlschrank stellen, dann servieren.

135. MATCHA-FRÜHSTÜCKSDRINK

Nährwerte pro Portion: 154 kcal, 0,5 g Kohlenhydrate, 14 g Fett, 6 g Eiweiß
Zubereitungsdauer: 10 Minuten

Zutaten für 1 Portion:

1 Ei
1 EL Kokosöl
1 TL Matcha-Pulver
180 ml Wasser

Zubereitung:

Ein hohes Gefäß bereitstellen. Das Ei aufschlagen und in das Gefäß geben. Kokosöl und Matcha-Pulver hinzufügen und umrühren. Wasser zum Kochen bringen und zu den restlichen Zutaten in das Gefäß gießen. Sofort mit einem Pürierstab vermischen und aufschäumen. Frühstücksdrink heiß genießen oder vor dem Trinken einige Minuten abkühlen lassen.

136. ERDBEER-ZITRONEN-WASSER

Nährwerte pro Portion: 25 kcal, 4 g Kohlenhydrate, 1 g Fett, 1 g Eiweiß
Zubereitungsdauer: 5 Minuten

Zutaten für 5 Portionen:

200 g Erdbeeren
4 Stängel Minze
1 Zitrone
1 l Mineralwasser
1 Limette

Zubereitung:

Erdbeeren waschen und Stielansatz entfernen. In einen Mixbecher die Hälfte der Erdbeeren füllen und mit einem Stabmixer pürieren. Nach Belieben das Püree durch ein Sieb passieren. Andere Hälfte der Erdbeeren in kleine Stücke schneiden. Zitrone abwaschen und trockentupfen. Zitrone in Scheiben schneiden. Limette auspressen. Minze waschen.

Erdbeerpüree auf 5 Gläser aufteilen. Mineralwasser dazugeben. In jedes Glas ein paar frische Erdbeerstücke, etwas Limettensaft, Zitronenscheiben und Minze geben, umrühren und servieren.

137. AVOCADO-SMOOTHIE

Nährstoffe pro Portion: 232 kcal, 4 g Kohlenhydrate 22 g Fett, 2 g Eiweiß
Zubereitungsdauer: 10 Minuten

Zutaten für 1 Portion:

½ Avocado
60 ml Mandelmilch
½ TL Kurkumapulver
1 EL Kokosöl
1 Ingwerwurzel, gerieben
1 TL Xylit oder Erythrit
180 ml Kokosmilch
1 TL Limettensaft
150 g Crushed Ice

Zubereitung:

Avocado halbieren, Kern entfernen und in einen Hochleistungsmixer geben. Kokosöl, Kokosmilch, Mandelmilch und geriebenen Ingwer hinzufügen. Mit Limettensaft und Kurkumapulver verfeinern. Bei niedriger Geschwindigkeit mixen, bis eine glatte Masse entstanden ist. Xylit oder Erythrit und Crushed Ice hinzugeben. Pürieren, sodass ein Smoothie mit cremiger Konsistenz entsteht. Den fertigen Smoothie in ein Glas füllen und genießen.

138. HIMBEER-PROTEINSHAKE

Nährwerte pro Portion: 138 kcal, 8 g Kohlenhydrate, 4 g Fett, 28 g Eiweiß
Zubereitungsdauer: 5 Minuten

Zutaten für 2 Portionen:

150 g Himbeeren, TK oder frisch
2 EL Vanille-Proteinpulver
½ TL Vanille, gemahlen
100 g Magerquark
300 ml Mandelmilch oder Sojamilch

Zubereitung:
Falls frische Himbeeren verwendet werden, diese zuerst abwaschen. Dann Magerquark, Mandelmilch oder Sojamilch, Vanille, Proteinpulver und Himbeeren in einen Mixer geben. Alles gut pürieren, bis die Himbeeren fein zerkleinert sind. Sollte der Shake zu dickflüssig sein, Wasser nach Belieben hinzufügen und nochmals mixen. Zum Servieren den Protein-Shake in zwei große Gläser füllen.

139. ERDBEER-RHABARBER-DRINK

Nährwerte pro Portion: 37 kcal, 5 g Kohlenhydrate, 1 g Fett, 1 g Eiweiß
Zubereitungsdauer: 10 Minuten

Zutaten für 2 Portionen:

100 g Rhabarber
1 Limette
100 g Erdbeeren
Etwas Minze
750 ml Mineralwasser

Zubereitung:
Rhabarber waschen, schälen und in kleine Stücke schneiden. Erdbeeren waschen und putzen. Erdbeeren und Rhabarberstücke in einen Mixbecher füllen. Etwas Leitungswasser dazugeben. Mit dem Stabmixer pürieren, anschließend durch ein Sieb passieren. Erdbeer-Rhabarber-Püree in eine Karaffe füllen. Mit Mineralwasser aufgießen. Minze waschen. Limette ebenfalls waschen und halbieren. Eine Hälfte auspressen, die andere in Scheiben schneiden. Beides in die Schorle geben. Das Getränk umrühren, auf zwei Gläser aufteilen und mit Minze dekorieren.

140. ZITRONEN-GURKEN-WASSER

Nährwerte pro Portion: 17 kcal, 0 g Kohlenhydrate, 0 g Fett, 0 g Eiweiß
Zubereitungsdauer: 10 Minuten

Zutaten für 1 Portion:

½ Zitrone
1 Salatgurke
1 Zweig Rosmarin
2 Stiele Minze, frisch
Eiswürfel (nach Belieben)
400 ml Wasser, still

Zubereitung:

Zitrone heiß abwaschen. Dann trockentupfen und in gleichmäßige Scheiben schneiden. Gurke ebenfalls abwaschen und in dünne Scheiben schneiden. Rosmarin und Minze waschen. Beides mit den Händen etwas zerkleinern. Ein Glas bereitstellen. Nach Belieben Eiswürfel hineingeben. Minze, Rosmarin, Gurkenscheiben und Zitronenscheiben in das Glas füllen. Zum Schluss mit stillem Wasser aufgießen. Das fertige Zitronen-Gurken-Wasser genießen.

141. HEIDELBEER-SMOOTHIE MIT JOGHURT

Nährstoffe pro Portion: 84 kcal, 6 g Kohlenhydrate, 5 g Fett, 2 g Eiweiß
Zubereitungsdauer: 5 Minuten

Zutaten für 2 Portionen:

150 g Heidelbeeren, frisch
100 g griechischer Joghurt
Etwas Leitungswasser

Zubereitung:

Heidelbeeren gut abwaschen und in einen Mixer füllen. Griechischen Joghurt sowie etwas Wasser hinzufügen. Die Masse cremig pürieren. Bei Bedarf noch Wasser hinzugeben, falls der Smoothie zu dickflüssig sein sollte. Zwei Gläser bereitstellen. Fertigen Smoothie in die Gläser gießen. Zwei oder drei Beeren als Dekoration darauf verteilen.

142. MILCHSHAKE MIT ERDBEEREN UND WASSERMELONE

Nährstoffe pro Portion: 120 kcal, 5 g Kohlenhydrate, 11 g Fett, 1 g Eiweiß
Zubereitungsdauer: 10 Minuten

Zutaten für 3 Portionen:

100 g Erdbeeren
50 g Wassermelone
100 ml Kokosmilch
1 EL Kokosöl
300 ml Leitungswasser

Zubereitung:

Erdbeeren waschen. Stielansatz abschneiden. Schale von der Melone entfernen. Erdbeeren und Wassermelone in den Standmixer füllen. Kokosmilch, Wasser und Kokosöl hinzufügen. Alles mixen, bis ein feiner Milchshake entstanden ist. Bei Bedarf noch mehr Leitungswasser und einen Schuss Kokosmilch in den Mixer geben. Shake in 3 Gläser füllen. Eiswürfel hinzufügen und den Melonen-Erdbeer-Milchshake genießen.

143. CHAI TEA LATTE

Nährwerte pro Portion: 60 kcal, 3 g Kohlenhydrate, 5 g Fett, 0,5 g Eiweiß
Zubereitungsdauer: 10 Minuten

Zutaten für 2 Portionen:

400 ml Wasser
1 Beutel Schwarztee
4 TL Chai-Gewürzmischung
30 ml Schlagsahne
2 TL Erythrit

Zubereitung:

In einem Topf Wasser zum Kochen bringen. Einen Beutel Schwarztee in das Wasser geben und 5 Minuten lang köcheln lassen. Chai-Gewürzmischung hinzufügen. Nochmals 3 Minuten ziehen lassen. Topf vom Herd nehmen. Schwarzteebeutel aus dem Wasser nehmen. In den Tee Schlagsahne und Erythrit geben, gut umrühren. Zwei Tassen bereitstellen, Getränk durch ein Sieb in die Tassen füllen.

144. SMOOTHIE MIT HIMBEEREN UND CHIASAMEN

Nährstoffe pro Portion: 154 kcal, 7 g Kohlenhydrate, 9 g Fett, 6 g Eiweiß
Zubereitungsdauer: 5 Minuten

Zutaten für 1 Portion:

50 g Himbeeren	1 Stängel Minze	1 TL Zimt
200 g Mandelmilch	Leitungswasser (nach Bedarf)	1 EL Chiasamen

Zubereitung:
Himbeeren waschen und abtropfen lassen. Minze waschen und die Blätter abzupfen. In einen Mixbecher Himbeeren, Minzblätter und Zimt füllen. Mandelmilch hinzufügen. Die Zutaten mit dem Stabmixer pürieren. Bei Bedarf mit Wasser verdünnen. Erneut pürieren. Chiasamen hineinstreuen und mit dem Löffel gut vermischen. Den fertigen Smoothie in ein Glas füllen.

145. INGWER-SHOT

Nährwerte pro Portion: 34 kcal, 4 g Kohlenhydrate, 1 g Fett, 1 g Eiweiß
Zubereitungsdauer: 10 Minuten

Zutaten für 6 Portionen:

90 g Ingwer	3 Zitronen	2 Orangen
100 ml Wasser	½ TL Kurkumapulver	1 EL Chiasamen

Zubereitung:
Ingwer schälen, dann in kleine Stücke schneiden. Die Zitronen und die beiden Orangen halbieren und auspressen. In den Standmixer Zitronensaft, Orangensaft, Wasser und die Ingwerstücke geben. Alles ca. 30 Sekunden lang mixen. Masse durch ein Sieb geben, die Flüssigkeit in einem Behälter auffangen. Zuletzt die Ingwer-Shots mit Chiasamen und Kurkuma verfeinern. Nochmals umrühren, dann das Getränk auf 6 Gläser verteilen.

146. SELLERIE-TOMATEN-SMOOTHIE

Nährwerte pro Portion: 175 kcal, 8 g Kohlenhydrate, 2 g Fett, 2,5 g Eiweiß
Zubereitungsdauer: 15 Minuten

Zutaten für 1 Portion:

2 Tomaten	1 Staudensellerie	1 Knoblauchzehe
Etwas Sojasauce	Etwas Pfeffer	Wasser (nach Belieben)

Zubereitung:
Tomaten gut abwaschen und in kleine Stücke schneiden. Sellerie ebenfalls abwaschen und in Stücke schneiden. Knoblauchzehe schälen. Tomatenstücke, Sellerie und Knoblauchzehe in einen hohen Mixbecher geben. Alles gut pürieren. Etwas Sojasauce und eine Prise Pfeffer hinzufügen. Bei Bedarf mit etwas Wasser verdünnen und erneut pürieren. Zum Schluss den Smoothie in ein Glas füllen und genießen.

147. SMOOTHIE AUS BEEREN

Nährstoffe pro Portion: 54 kcal, 10 g Kohlenhydrate, 1 g Fett, 1 g Eiweiß
Zubereitungsdauer: 5 Minuten

Zutaten für 3 Portionen:

100 g Heidelbeeren	100 g Brombeeren	200 g Erdbeeren
1 Limette	1 Stängel Minze	Leitungswasser (nach Bedarf)

Zubereitung:
Heidelbeeren und Brombeeren waschen. Kurz abtropfen lassen. Erdbeeren putzen und ebenfalls waschen. Limette in zwei Hälften schneiden und den Saft auspressen. Minze waschen, Blätter abzupfen und zur Seite legen. Die Beeren, die Minzblätter und den Limettensaft in einen Mixer füllen. Etwas Leitungswasser hinzufügen. Die Zutaten mixen. Bei Bedarf mehr Wasser hinzugeben und nachpürieren. Den fertigen Smoothie auf 3 Gläser aufteilen.

148. SPINAT-GURKEN-SMOOTHIE

Nährwerte pro Portion: 88 kcal, 13 g Kohlenhydrate, 1 g Fett, 4 g Eiweiß
Zubereitungsdauer: 10 Minuten

Zutaten für 2 Portionen:

50 g Babyspinat
2 Kiwis
Etwas Limettensaft
½ kleine Salatgurke
100 g Magerjoghurt
Etwas Stevia
1 Stängel Minze
Etwas Vanillepulver

Zubereitung:

Spinat gründlich abwaschen, dann trockenschütteln. Gurke ebenfalls waschen und anschließend würfeln. Minze waschen und Blätter abzupfen. Kiwis schälen und in Würfel schneiden. In einen Mixer Spinat, Gurkenwürfel, Kiwis, Minzblätter, Magerjoghurt, Limettensaft und Vanillepulver füllen. Alles fein pürieren. Eventuell noch ein wenig Wasser hinzufügen und nochmals pürieren. Dann Smoothie auf vier Gläser aufteilen und etwas Stevia dazugeben.

15 Minuten Rezepte

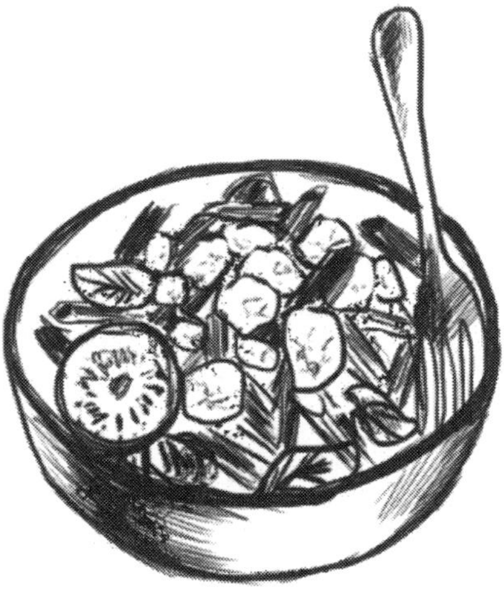

149. GEMÜSE-RÜHREI

Nährwerte pro Portion: 217 kcal, 6 g Kohlenhydrate, 15 g Fett, 17 g Eiweiß
Zubereitungsdauer: 15 Minuten

Zutaten für 4 Personen:

1 Bund Petersilie	1 Bund Schnittlauch	3 Tomaten
1 Zwiebel	200 g Champignons	15 g Butter
8 Eier	125 ml Mineralwasser	Etwas Salz und Pfeffer

Zubereitung:
Petersilie und Schnittlauch waschen. Schnittlauch in Röllchen schneiden, Petersilie fein hacken. Tomaten waschen und würfeln. Zwiebel schälen und ebenfalls würfeln. Pilze putzen, dann in kleine Stücke schneiden. In einer Pfanne Butter erhitzen. Zwiebel darin andünsten. Tomaten und Champignons hinzufügen. Alles zusammen 4–5 Minuten anbraten. In der Zwischenzeit Eier in einer Schüssel aufschlagen. Mineralwasser und Kräuter dazugeben und verquirlen. Eimasse in die Pfanne gießen, stocken lassen und mehrmals umrühren. Zum Schluss salzen und pfeffern. Das Rührei auf 4 Tellern anrichten.

150. SALAT MIT RADIESCHEN UND GURKEN

Nährstoffe pro Portion: 199 kcal, 8 g Kohlenhydrate, 16 g Fett, 5 g Eiweiß
Zubereitungsdauer: 10 Minuten

Zutaten für 4 Portionen:

1 ½ Salatgurken	1 Bund Radieschen	1 Bund Rucola
250 g Kirschtomaten	4 EL Olivenöl	1 TL Senf
1 TL Honig	3 EL Zitronensaft	Etwas Salz und Pfeffer
40 g Pinienkerne	½ Bund Basilikum	

Zubereitung:
Salatgurke waschen und klein schneiden. Radieschen putzen, waschen und in Scheiben schneiden. Rucola waschen. Tomaten waschen, dann halbieren. Gemüse in eine Schüssel geben. In einem kleinen Gefäß Olivenöl, Senf, Honig, Zitronensaft, etwas Salz und Pfeffer vermischen. Das fertige Dressing über das Gemüse gießen und alles vermengen. In einer Pfanne Pinienkerne anrösten. Basilikum waschen und Blätter abzupfen. Beides vor dem Servieren über den Salat geben.

151. HÄPPCHEN MIT THUNFISCH

Nährwerte pro Portion: 391 kcal, 7 g Kohlenhydrate, 26 g Fett, 33 g Eiweiß
Zubereitungsdauer: 10 Minuten

Zutaten für 2 Portionen:

220 g Thunfisch aus der Dose (im eigenen Saft)
½ Zwiebel
Etwas Salz und Pfeffer
½ TL Paprikapulver
60 g Mayonnaise (50% Fett)
1 kleiner Apfel
½ TL Knoblauchpulver
1 kleine Salatgurke

Zubereitung:

Thunfisch abgießen, abtropfen lassen und in eine Schüssel geben. Mayonnaise hinzufügen. Zwiebel schälen und fein hacken. Apfel waschen und in kleine Würfel schneiden. Beides in die Schüssel mit dem Thunfisch geben. Mit Salz, Pfeffer, Paprikapulver und Knoblauchpulver würzen. Alles gut vermischen. Gurke waschen und in dicke Scheiben schneiden. Thunfisch-Creme auf die Gurkenscheiben streichen. Die fertigen Häppchen servieren.

152. HÄHNCHEN IN TOMATENSUCE

Nährwerte pro Portion: 410 kcal, 8 g Kohlenhydrate, 20 g Fett, 49 g Eiweiß
Zubereitungsdauer: 15 Minuten

Zutaten für 1 Portion:

Etwas Olivenöl
1 EL Tomatenmark
200 g Hähnchenfilet
100 g passierte Tomaten
Etwas Salz und Pfeffer
50 ml Sahne

Zubereitung:

In einer Pfanne etwas Olivenöl erhitzen. Hähnchenfilets zuerst von der einen, dann von der anderen Seite darin anbraten. Mit Salz und Pfeffer würzen. Hähnchen herausnehmen. Tomatenmark kurz in der Pfanne erwärmen. Gut darauf achten, dass das Tomatenmark nicht anbrennt. Passierte Tomaten hinzufügen. Sauce mit Salz und Pfeffer abschmecken. Sahne in die Sauce schütten. Kurz aufkochen lassen und wiederum würzen. Hähnchen mit Sauce servieren und genießen.

153. STRACCHIATELLA-CREME

Nährwerte pro Portion: 505 kcal, 10 g Kohlenhydrate, 36 g Fett, 39 g Eiweiß
Zubereitungsdauer: 10 Minuten

Zutaten für 1 Portion:

150 g Quark (20–40 % Fett)
25 g Vanille-Proteinpulver
Etwas Puder-Xylit
100 ml Mandelmilch, ungesüßt
Etwas Salz
30 g dunkle Schokolade (mindestens 80 % Kakaoanteil)

Zubereitung:

In einer Schüssel Quark und Mandelmilch zu einer glatten Creme verrühren. Das Proteinpulver hinzufügen und nochmals vermischen. Nach Belieben etwas Milch hineingießen, wenn die Creme flüssiger sein soll. Salz und Puder-Xylit in die Schüssel geben und unterheben. Zum Schluss Schokolade fein hacken. Die Creme in ein Glas füllen und mit Schokostückchen garnieren.

154. SALAT MIT AVOCADO, ZIEGENKÄSE UND BACON

Nährwerte pro Portion: 399 kcal, 7,7 g Kohlenhydrate, 36,9 g Fett, 17,2 g Eiweiß
Zubereitungsdauer: 15 Minuten

Zutaten für 4 Portionen:

350 g Eisbergsalat
150 g Ziegenkäse
2 EL Olivenöl
50 g Walnüsse
200 g Romanasalat
100 g Bacon-Streifen
Etwas Salz und Pfeffer
½ Avocado
2 EL Balsamico
Etwas Knoblauchpulver

Zubereitung:

Eisbergsalat und Romanasalat waschen. Beide mit den Händen etwas zerkleinern. Avocado halbieren, dann in Scheiben schneiden. Ziegenkäse ebenfalls in gleichmäßige Scheiben schneiden. In einer beschichteten Pfanne den Bacon ohne Öl bei mittlerer Hitze langsam auf beiden Seiten anbraten. Dann herausnehmen und auf einem Küchenpapier trocknen lassen. In der Zwischenzeit 1 EL Olivenöl und Balsamico in einer Schüssel verrühren. Mit Salz, Pfeffer und Knoblauchpulver abschmecken. Salat mit Avocado-Scheiben, Ziegenkäse und Walnüssen auf einen Teller geben. Das Dressing über den Salat gießen und zuletzt mit dem knusprigen Bacon belegen

155. LOW-CARB-TASSENKUCHEN

Nährwerte pro Portion: 219 kcal, 3,5 g Kohlenhydrate, 17,3 g Fett, 9,5 g Eiweiß
Zubereitungsdauer: 10 Minuten

Zutaten für 2 Portionen:

10 g Kokosmehl
20 g Mandeln, gemahlen
7 g Kakaopulver ungesüßt
1 TL Backpulver
30 g Puder-Erythrit
1 Ei
Etwas Vanilleextrakt
70 g Frischkäse

Zubereitung:
In eine Schüssel Kokosmehl, Mandeln, Kakaopulver, Backpulver und Erythrit geben. Alles gut miteinander vermischen. Ei, Vanilleextrakt und Frischkäse hinzufügen. Zutaten verrühren, bis ein glatter Teig entstanden ist. Zwei Tassen einfetten, den Teig auf die Tassen verteilen. Jede Tasse für zweieinhalb Minuten bei 800 Watt in die Mikrowelle stellen, dann warm genießen.

156. GRÜNER SPARGEL MIT BACON

Nährwerte pro Portion: 349 kcal, 4 g Kohlenhydrate, 27 g Fett, 20 g Eiweiß
Zubereitungsdauer: 15 Minuten

Zutaten für 2 Portionen:

400 g Spargel, grün
200 g Bacon
1 Knoblauchzehe
1 TL Olivenöl
Etwas Salz und Pfeffer

Zubereitung:
Den grünen Spargel abwaschen. Eventuell das untere Drittel schälen, dann Enden abschneiden. Etwas Bacon um jede Spargelstange wickeln. Knoblauch schälen und mit dem Messer etwas zerdrücken. In einer Pfanne Öl erhitzen. Knoblauch darin andünsten. Dann den Spargel hineingeben. Bei mittlerer Hitze für wenige Minuten anbraten. Bacon-Spargelstangen mit Salz und Pfeffer verfeinern. Aus der Pfanne nehmen und für kurze Zeit auf ein Küchentuch legen. Anschließend den Spargel auf einem Teller anrichten.

157. MÖHREN-ZUCCHINI-SMOOTHIE

Nährwerte pro Portion: 35 kcal, 10 g Kohlenhydrate, 1 g Fett, 1 g Eiweiß
Zubereitungsdauer: 10 Minuten

Zutaten für 1 Portion:

1 große Möhre	75 g Zucchini	1 TL Zitronensaft
Etwas Kurkuma	Etwas Pfeffer	Wasser (nach Belieben)

Zubereitung:
Möhre abwaschen, dann mit dem Messer in kleine Stücke schneiden. Zucchini waschen, putzen und ebenfalls klein schneiden. Zucchinistücke und Möhrenstücke in einen Mixbecher füllen. Zitronensaft hinzufügen und alles gut pürieren. Mit Pfeffer und Kurkuma verfeinern und nochmals vermischen. Je nach gewünschter Konsistenz etwas Leitungswasser hinzufügen und ein letztes Mal mixen. Den Smoothie anschließend in ein großes Glas füllen und genießen.

158. SCHNELLE GEMÜSEPFANNE

Nährwerte pro Portion: 469 kcal, 15,5 g Kohlenhydrate, 36,4 g Fett, 18,9 g Eiweiß
Zubereitungsdauer: 10 Minuten

Zutaten für 2 Portionen:

4 Tomaten	2 Paprikaschoten	150 g Zucchini
1 TL Olivenöl	1 Dose Champignons	Etwas Salz und Pfeffer
200 g Kräuterfrischkäse	Etwas Oregano, getrocknet	Etwas Basilikum, getrocknet

Zubereitung:
Tomaten, Paprikaschoten und Zucchini waschen. Paprikaschoten halbieren, Kerngehäuse entfernen und klein schneiden. Tomaten und Zucchini ebenfalls in kleine Stücke schneiden. In einer Pfanne Olivenöl erhitzen. Paprika darin anbraten. Dann Zucchini und Champignons hinzufügen und mitbraten. Alles mit Salz und Pfeffer verfeinern. Frischkäse dazugeben und alles für wenige Minuten köcheln lassen. Zum Schluss die geschnittenen Tomaten in die Pfanne geben. Gemüsepfanne nochmals mit Salz, Pfeffer, Oregano und Basilikum würzen. Das Gericht auf zwei Teller geben und servieren.

159. ERDBEER-SMOOTHIE-BOWL

Nährwerte pro Portion: 261 kcal, 10 g Kohlenhydrate, 21 g Fett, 7 g Eiweiß
Zubereitungsdauer: 10 Minuten

Zutaten für 4 Portionen:

4 EL Kokosöl	2 EL Kakaopulver ungesüßt	500 g TK-Erdbeeren
300 g Sojaquark	100 ml Hafermilch	1 EL Erdnussmus
1 EL Pistazien	1 EL Haselnusskerne	4 frische Erdbeeren

Zubereitung:
Kokosöl in einem Topf wenige Minuten erwärmen, bis das Öl flüssig wird. Dann das Kokosöl mit Kakaopulver verrühren. Aufgetaute Erdbeeren, Hafermilch, Sojaquark und Erdnussmus in einen Mixer füllen. Alles gut mixen, sodass eine cremige Konsistenz entsteht. Pistazien und Haselnusskerne grob hacken. Frische Erdbeeren waschen und halbieren. Eine Schale bereitstellen und den Erdbeer-Smoothie hineinfüllen. Die Kokosöl-Kakaopulver-Masse mit Haselnüssen und Pistazien darauf verteilen. Wenn die Masse fest ist, mit frischen Erdbeeren dekorieren.

160. KOKOS-QUARK

Nährwerte pro Portion: 675 kcal, 10 g Kohlenhydrate, 53 g Fett, 43 g Eiweiß
Zubereitungsdauer: 10 Minuten

Zutaten für 2 Portionen:

350 g Quark (40 % Fett)	150 ml Kokosmilch	2-3 EL Xylit
50 g Vanille Proteinpulver	1 EL Kakaopulver ungesüßt	50 g Kokosraspeln
1 TL dunkle Schoko-Drops (nach Belieben)		

Zubereitung:
In einer großen Schüssel Quark, Kokosmilch und Xylit mit dem Schneebesen gut verrühren. Wenn eine cremige Konsistenz entstanden ist, Proteinpulver hinzugeben. Nochmals gut verrühren, bis keine Klumpen mehr vorhanden sind. Die Masse aufteilen. Ein Drittel in eine zweite Schüssel umfüllen und mit Kakaopulver vermischen. Die anderen zwei Drittel mit Kokosraspeln vermengen. Einen Teil der Kokos-Creme auf zwei Gläser aufteilen, darüber die Schokocreme schichten und obenauf die restliche Kokos-Creme. Nach Belieben mit Schoko-Drops dekorieren.

Schluss - Mut zur Veränderung

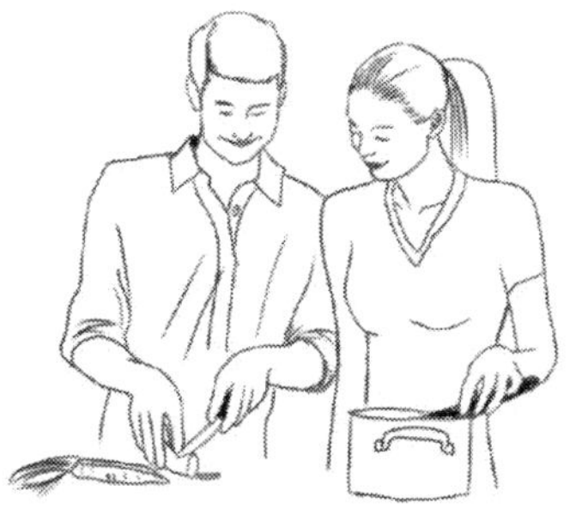

Nachdem Sie in diesem Buch einiges über die Grundlagen der Low-Carb-Ernährung erfahren haben, viele Tipps erhalten und diverse Rezepte kennengelernt haben, liegt es nun an Ihnen: Sie können dies alles in die Tat umsetzen und Ihre Ernährung auf positive Weise verändern. Dass eine derartig große Veränderung zu Beginn etwas Überwindung kostet, ist normal. Aber lassen Sie sich davon nicht abschrecken.

Auch wenn Sie in den Rezepten dieses Buchs auf neue Zutaten stoßen, die Sie zuvor nicht gekannt haben, scheuen Sie sich nicht, diese auszuprobieren. Sie werden schnell feststellen, dass Konjaknudeln oder Zucchininudeln ein sehr guter Ersatz sind und mindestens genauso gut schmecken wie normale Nudeln. Probieren Sie auch gern unterschiedliche Mehlersatzprodukte aus und finden Sie Ihren Favoriten. Vielleicht stoßen Sie in Ihrem Supermarkt auf weitere Zusatz- und Ersatzstoffe, die Sie testen möchten.

Haben Sie außerdem den Mut, neue Rezepte auszuprobieren. Kochen Sie zum Beispiel mit Fischsorten, die Sie zuvor noch nie gegessen haben oder mit Zutaten, die Sie noch nicht kennen. Testen Sie verschiedene Rezeptkategorien und kochen Sie Gerichte für den nächsten Tag vor. Sie werden bald bemerken, dass es Freude macht, Neues zu versuchen. Also haben Sie den Mut zur Veränderung und entdecken Sie Ihre Leidenschaft zum Kochen. Wir wünschen Ihnen viel Erfolg und Spaß beim Nachkochen der Rezepte.

Danke

Vielen Dank dafür, dass Sie unser Buch gelesen haben.
Wir wünschen Ihnen viel Spaß beim Ausprobieren der Rezepte.

Herzlichst,

Ihre Alexandra L. Thal & die Kitchen Insider

Über die Autoren

Wir sind ein Team von drei befreundeten Hobby-Köchinnen & Köchen, die einen großen Wert auf gesunde und leckere Mahlzeiten legen. Zusammen sind wir die „Kitchen Insider".

In unseren Büchern vereinen wir köstliche Rezepte mit nützlichen Ernährungs- und Kochtipps, um unseren Leserinnen & Lesern den größtmöglichen Mehrwert zu bieten.

Unsere Mission ist es, frischen Wind in die Küche zu bringen und außerdem zu einem gesünderen Lifestyle zu inspirieren. Schließlich heißt es nicht umsonst „du bist, was du isst". Aus diesem Grund findet man bei all unseren Rezepten nicht nur Zubereitungstipps, sondern auch vollständige Nährwertangaben. Als Team verfügen wir über einen großen Erfahrungsschatz, sei es über verschiedene Ernährungsweisen, über die Nutzung moderner Küchengeräte oder exklusive Zutaten. Diesen geben wir von Herzen an unsere Leserinnen & Leser weiter.

Wir wünschen viel Freude beim Nachkochen unserer köstlichen Rezepte.

Haftungsausschluss

Der Autor übernimmt keinerlei Gewähr für die Aktualität, Korrektheit, Vollständigkeit oder Qualität der bereitgestellten Informationen und weiteren Informationen. Haftungsansprüche gegen den Autor, welche sich auf Schäden materieller oder ideeller Art beziehen, die durch die Nutzung oder Nichtnutzung der dargebotenen Informationen bzw. durch die Nutzung fehlerhafter und unvollständiger Informationen verursacht wurden, sind grundsätzlich ausgeschlossen, sofern seitens des Autors kein nachweislich vorsätzliches oder grob fahrlässiges Verschulden vorliegt. Alle Angaben wurden vom Autor mit größter Sorgfalt und nach bestem Wissen und Gewissen recherchiert oder spiegeln seine eigene Meinung wider. Der Inhalt des Buches passt möglicherweise nicht zu jedem Leser und die Umsetzung erfolgt ausdrücklich auf eigenes Risiko. Es gibt keine Garantie dafür, dass alles genau so, bei jedem Leser, zu genau den gleichen Ergebnissen führt. Der Autor und/oder Herausgeber kann für etwaige Schäden jedweder Art aus keinem Rechtsgrund eine Haftung übernehmen.

Impressum

Alexandra L. Thal, Kitchen Insider
c/o easy-shop
K. Mothes
Schloßstraße 20
06869 Coswig (Anhalt)
info@buecher-autor.com

1. Auflage 2021

Covergestaltung: Casandra Krammer – www.casandrakrammer.de

Printed in Poland
by Amazon Fulfillment
Poland Sp. z o.o., Wrocław

21520702R00086